Leichter atmen – besser bewegen

Ärztlich verordnete Atemtherapie zur Selbsthilfe für erwachsene und jugendliche Patienten mit obstruktiven Lungenerkrankungen und restriktiven Erkrankungen der Lunge und des Thorax

---

Anleitung durch Krankengymnasten

Redaktionelle Mitarbeit der Krankengymnasten:
S. Bänsch (Göttingen), G. Dulk (Heidelberg), T. Eberspächer (Speyer), I. Ehle (Köln), R. Fischer (München), A. Graw (Hamburg), R. Hansen (Bad Reichenhall), I. Hepp (Freiburg), K. Herrmann (Großhansdorf), B. Hertzog (Berlin), E. Jayawerdhena (Lüdenscheid), E. Keil (Bad Harzburg), P. Kirchner (Frankfurt), M. Körber (Bremen), U. Lauenstein (Berlin), K. Paetsch (München), I. Prange-Morgenstern (Schönberg), U. Rasch (Hannover), M. Schmidt (Berlin), R. Schoele (Berlin), J. Selke (Bad Reichenhall)

G. Siemon, Donaustauf, H. Ehrenberg, Würzburg

2. erweiterte Auflage

perimed Fachbuch-Verlagsgesellschaft mbH
D-8520 Erlangen

Anschriften der Autoren:

Prof. Dr. med. G. Siemon
Chefarzt des Krankenhauses Donaustauf
Fachklinik für Erkrankungen der Atmungsorgane
der LVA Niederbayern/Oberpfalz
8405 Donaustauf

Hilla Ehrenberg
Krankengymnastin
Keesburgstraße 38
8700 Würzburg

CIP-Titelaufnahme der Deutschen Bibliothek

Siemon, Gerhard:
Leichter atmen - besser bewegen:
ärztl. verordnete Atemtherapie zur Selbsthilfe für erwachsene und jugendliche Patienten
mit obstruktiven Lungenerkrankungen und restriktiven Erkrankungen der Lunge und des Thorax;
Anl. durch Krankengymnasten /
G. Siemon; H. Ehrenberg. Red. Mitarb. d. Krankengymnasten: S. Bänsch . . .
- 2., erw. Aufl. - Erlangen: perimed-Fachbuch-Verl.-Ges., 1988

ISBN 3-88429-059-2

NE: Ehrenberg, Hilla:

ISBN: 3-88429-059-2

Satz und Druck: Druckhaus Abraham, Nürnberg

Inhalt

Vorwort

Die Broschüre stellt Beispiele einfacher krankengymnastischer Behandlungsmöglichkeiten vor. Eine Arbeitsgruppe des Berufsverbandes der Krankengymnasten* hat in Zusammenarbeit mit erfahrenen Pneumologen Grundlagen krankengymnastischer (physiotherapeutischer) Techniken der Atem- und Bewegungstherapie erarbeitet. Dabei handelt es sich um besondere Techniken zur Selbsthilfe der Patienten, die an chronisch obstruktiven Lungenerkrankungen leiden.
Häufigste Krankheitsbilder sind die chronisch obstruktive Bronchitis, das Asthma bronchiale und das obstruktive Lungenemphysem. Dabei sind Begriffsbestimmungen wie Zuordnungen schwierig:
Das Emphysem wird anatomisch, die chronische Bronchitis klinisch und das Asthma bronchiale physiologisch definiert. Schließlich können diese Krankheitsformen gleichzeitig vorkommen. Ihre gemeinsame pathophysiologische Störung ist die Ventilationsbehinderung durch Atemwegsobstruktion.
Auf die Darstellung komplexer, schwieriger Übungsverfahren wird bewußt verzichtet. Dagegen werden aus Gründen besserer Übersicht gleiche und ähnliche Therapieziele bei den Atemwegserkrankungen durch unterschiedliche Reihenfolge entsprechend ihrer Bedeutung gewichtet.
Die zusammengestellten Übungen und Verhaltensweisen sind einfach - schnell erlernbar - praktikabel im Tagesablauf.

*Deutscher Verband für Physiotherapie - Zentralverband der Krankengymnasten (ZVK) e. V. - Arbeitsgemeinschaft Atemtherapie

Die Übungen werden mit Informationen für den Patienten verbunden, die dem gegenwärtigen Wissensstand von Pathophysiologie und Klinik der Atemwegsobstruktion entsprechen. Sie eignen sich als begleitende Maßnahmen zur medikamentösen Therapie. Die Krankengymnasten verfügen über geeignete Methoden, um die Kranken zum eigenverantwortlichen „antiobstruktiven" Verhalten zu motivieren.

Heute erwartet der Arzt vom chronisch Kranken mit Atemwegsobstruktion eine krankheitsspezifische Mitarbeit (Compliance) bei der medikamentösen Therapie, der Gewichtsanpassung, der Tabak- und Allergenkarenz und der physikalischen Therapie. Bei letzterer ist es sinnvoll, sich von den Krankengymnasten unterstützen zu lassen.
Nicht jeder Patient mit obstruktiver Atemwegserkrankung benötigt eine krankengymnastische (physiotherapeutische) Behandlung. Nicht jeder Patient ist dafür geeignet, weil sie Kooperation verlangt.

Welche Patienten sollte der Arzt zur krankengymnastischen Einzel- oder Gruppenbehandlung schicken?

1. Chronisch obstruktive Bronchitiker, die ihr Sekret retinieren, sich u. U. Synkopen anhusten und Hilfen für die erschwerte Ausatmung brauchen, wenn schon eine Überblähung entstanden ist.

2. Asthmatiker zur flankierenden Behandlung, wenn diese durch Angst und Hyperaktivität ihre Atemnot verstärken oder

häufiger auslösen und lernen müssen, den Medikamenteneffekt ruhiger abzuwarten.

3. Emphysematiker mit instabilem Bronchialsystem, die lernen müssen, den Atemwegskollaps unter Belastung zu mindern und sich dosiert zu belasten.

Häufig ist jedoch eine Kombination der Obstruktionsursachen vorhanden, die dann auch eine Kombination krankengymnastischer Maßnahmen erfordert. Diese kann sich nur aus einer befundorientierten ärztlichen Diagnose ergeben. Die Verordnung zur krankengymnastischen Behandlung sollte das berücksichtigen und z.B. bei der Diagnose Lungenemphysem eine gleichzeitig bestehende Bronchospastik angeben, beim chronischen Asthma bronchiale die schon entstandene chronische Überblähung erwähnen und auf Angstminderung hinweisen, beim chronisch obstruktiven Bronchitiker unproduktives Husten und eine schon vorhandene Überblähung anführen.
Es ist Aufgabe des Krankengymnasten, aus der Vielzahl der angebotenen Techniken und Übungen ein auf die Funktionsstörung und das Verhalten des Kranken individuell zugeschnittenes Behandlungsprogramm zu erarbeiten und ihm zur Selbsthilfe zu vermitteln.

Vorwort zur 2. erweiterten Auflage

Die krankengymnastische Atemtherapie für Patienten mit restriktiven Lungenerkrankungen wurde neu aufgenommen. Sie verwendet z. T. ähnliche Übungsverfahren wie für die obstruktiven Lungenerkrankungen, hat aber einige andere Therapieziele. Sie kann die Einschränkung des Atemzugvolumens nicht beseitigen, sondern zusätzliche, die Atmungsfunktion und die Leistungsfähigkeit beeinträchtigende Ursachen beeinflussen. Der behandelnde Arzt sollte folgende Patienten zur krankengymnastischen Behandlung schicken:

- Patienten mit z. T. schmerzhaften Verspannungen der Rückenmuskulatur als Folge von bestehenden Wirbelsäulensyndromen und von erregtem Verhalten. Dadurch kann sich die Atemarbeit gegen die erhöhten elastischen Widerstände zusätzlich vermehren und beim Patienten in körperlich und psychisch belastenden Situationen Atemerschwerung hervorrufen.
- Patienten, die infolge von Bewegungsmangel ihre schon geminderte körperliche Leistungsfähigkeit zusätzlich verschlechtern.

Selbsthilfe für Patienten mit chronisch obstruktiver Bronchitis

Die klinischen Zeichen der chronisch obstruktiven Bronchitis sind anhaltender oder häufig wiederkehrender Husten und Atemnot. Die pathophysiologische Störung ist abhängig vom Schweregrad der Erkrankung. Die nicht obstruktive chronische Bronchitis weist meistens weder einen pathologischen physikalischen noch röntgenologischen, noch funktionsanalytischen Befund auf. Bei akut entzündlichen Schüben treten Giemen und Brummen auf, bei weiter unauffälligem Röntgenbefund zeigt die Lungenfunktion eine beginnende Einengung der Atemwege mit sekundärer Überblähung.

Die chronisch obstruktive Bronchitis, erkennbar an einer zusätzlichen Belastungsdyspnoe, weist deutlich pathologische Auskultationsphänomene auf. Röntgenologisch bestätigen sich tiefstehende Zwerchfellhälften mit Überblähung, funktionsanalytisch finden sich Zeichen einer ausgeprägten Obstruktion mit erhöhten thorakalen Gasvolumina. In Spätstadien treten Gasaustauschstörungen auf (erniedrigte Sauerstoffdrücke im arteriellen Blut [= Hypoxämie] bis zu unzureichender alveolärer Ventilation mit Kohlendioxidretention [= Hyperkapnie]), von der respiratorischen Partial- bis zur Globalinsuffizienz. Es entwickelt sich eine zunehmende Rechtsherzbelastung und -überlastung bis zu den Zeichen der Rechtsherzinsuffizienz bei chronischem Cor pulmonale. Blutrückstau im Körper, Pleuraergüsse, zunehmende Ruheatemnot, schwere Ventilationsstörungen mit Hypoxämie und Hyperkapnie führen zu zunehmender Einschränkung des Leistungsvermögens.

Therapieziele

1. Unterstützung der gestörten bronchialen Reinigung
2. Hilfen bei erschwerter Ausatmung unter Belastung
3. Erhaltung von Thoraxbeweglichkeit und Zwerchfellkraft
4. Verbesserung bzw. Erhaltung der Ausdauerleistung

Therapieziel 1: Unterstützung der gestörten bronchialen Reinigung

Patienteninformation

Die gestörte Funktion

Die Reinigung ist erschwert, weil durch die chronische Entzündung die bronchialen Wandstrukturen verändert sind.

Verschlechterung durch:

- Zähen Schleim, weil er an den Bronchialwänden haftet
- Unproduktive Hustenstöße, weil die Atemwege komprimiert werden und der Schleim in die kleinen Bronchien zurückgestoßen, „retiniert" wird
- Körperruhe, weil die Flimmerhaartätigkeit verlangsamt ist, nachts viel Schleim angesammelt wird, der morgens abgehustet und abgeräuspert werden muß

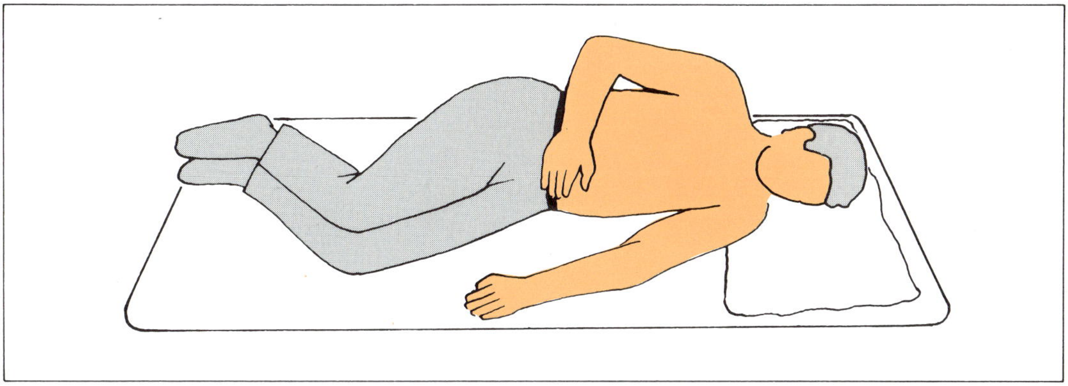

Abb. 1 Seitlage mit Wahrnehmen der Bauchatembewegung nach vorne mit Handkontakt (das untere Bein kann auch gestreckter liegen).

- Oberflächliches Atmen, weil atemsynchrone Bronchiallumenänderungen fehlen, die den Schleimtransport fördern
- Erregtes Verhalten, weil bei hyperreaktiven Bronchien Spasmen entstehen können, die den Schleimtransport verzögern
- Trockene Umgebungsluft, weil die Atemwege austrocknen.

Besserung* durch:

- Bewegung mit langsamem, tiefem Ein- und Ausatmen, weil die atemsynchronen Bronchiallumenänderungen den Schleimtransport fördern
- Entspanntes Verhalten, d. h. Konzentration auf die wahrnehmbaren Bauchatembewegungen (Zwerchfellatmung) und den Sekrettransport im Brustraum (sog. Körperwahrnehmung), weil dann abgehustet wird, wenn der Schleim bis zum Kehlkopf gewandert ist
- Lagerungsdrainage und Lagewechsel, weil die Schwerkraft den Schleimtransport unterstützt
- Wärme auf dem Thorax
- Hustentechnik gegen unproduktives Husten.

*Neben Arzneimitteln (Theophyllin, Beta-2-Mimetika, Sekretolytika), Inhalieren und viel Trinken

Übungen

Lagewechsel und tiefe Atemzüge nach der Nachtruhe

Vor dem Aufstehen sollten die Bronchitiker morgens mehrmals von der linken zur rechten Seite (auch Bauchseitenlage) wechseln, tiefe Atemzüge mit aktiver Ausatmung in die normale Ruheatmung einschalten und mit Handkontakt (später ohne) die Bauchatembewegungen (Zwerchfellatmung) wahrnehmen (Abb. 1). Dann setzen sie sich auf die Bettkante, husten ab und ruhen sich mit abgestützten Armen und mit Anwendung der „dosierten" Lippenbremse aus (Abb. 2).

Frottierübung mit Handtuch

Die Bronchitiker erfahren, daß man beim Frottieren nach dem Waschen schnell atmen oder bei langsamer Armbewegung im Atemrhythmus mitatmen kann (Abb. 3). Nachher wird oft abgehustet oder abgeräuspert.

Rumpfmobilisation

Die Patienten lernen:

1. Die sich koppelnden Atembewegungen beim Strecken, Seitbeugen und Drehen des Oberkörpers wahrzunehmen
2. Nach der Gymnastik die Aufmerksamkeit auf die Atembewegungen des Bauches

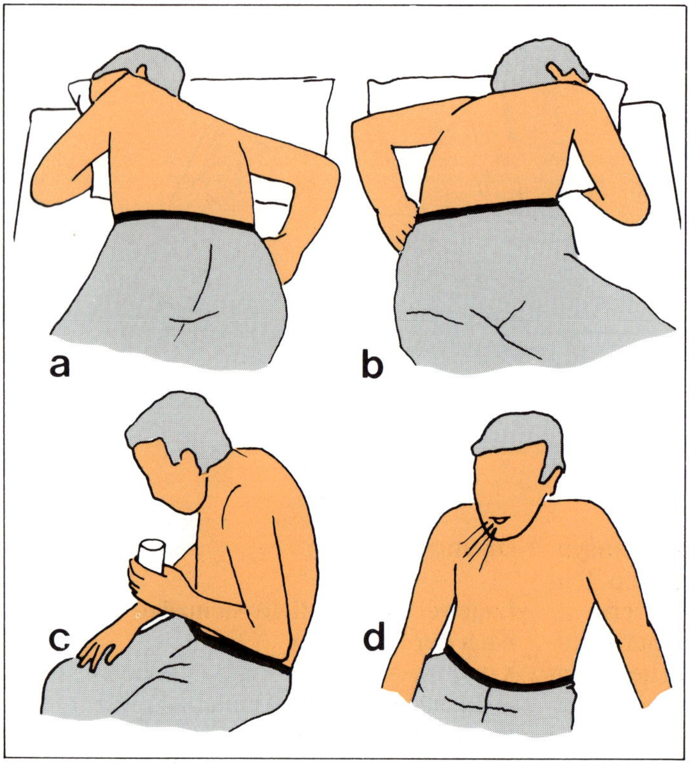

Abb. 2 Wechsel von rechter Bauchseitlage (a) zur linken Bauchseitlage (b), Aufsetzen und Abhusten (c), Ausruhen mit „dosierter" Lippenbremse (d).

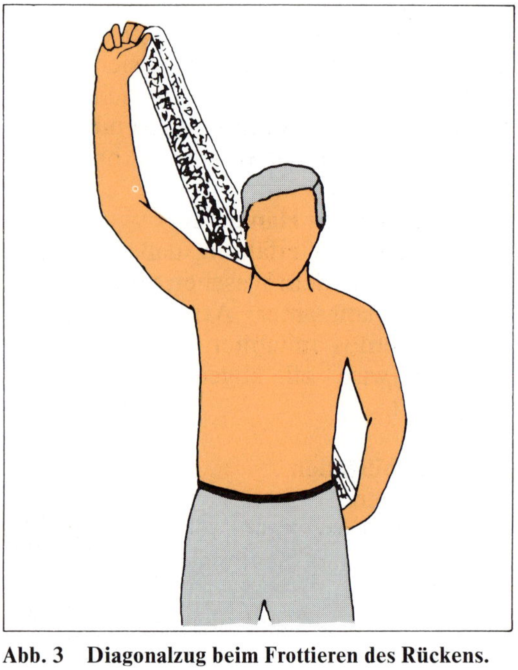

Abb. 3 Diagonalzug beim Frottieren des Rückens.

nach vorne und zur Seite - mit anfänglichem Handkontakt - zu lenken (Abb. 4)
3. Die Oberkörperaufrichtung bei horizontaler Blickrichtung zu üben, was viel Körperwahrnehmung verlangt (Abb. 5).

Feuchte Wärme

Den Patienten wird geraten, heiße Wickel, Packungen oder in feuchte Tücher gewickelte Wärmflaschen morgens vor dem Aufstehen auf Brust und/oder Rücken zu legen. Das Trinken heißer Getränke hat ähnliche, den Sekrettransport fördernde und die morgendliche Atemerschwerung lindernde Wirkungen.

Lagerungsdrainage

Das Abhängen des Oberkörpers über eine Stuhllehne, aus dem Bett oder von einer Liege für 15 bis 20 Minuten zur Unterstützung des Schleimtransportes

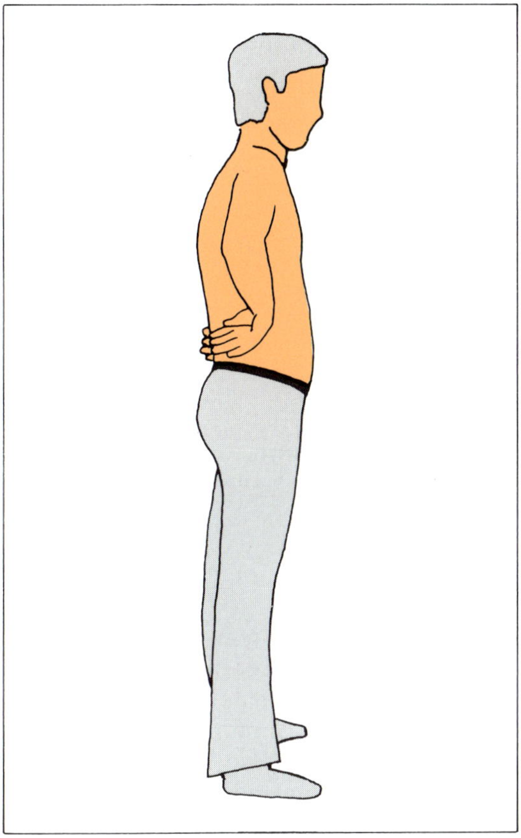

Abb. 4 Wahrnehmen der Bauchatembewegungen und der unteren Rippenbewegungen zur Seite mit Handrückenkontakt.

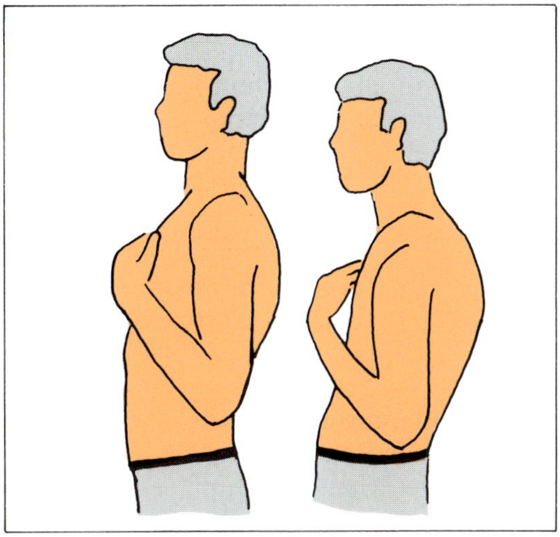

Abb. 5 Wahrnehmen des Zusammenhangs von Halswirbelsäulen- und Brustwirbelsäulenbewegungen bei der Oberkörperaufrichtung mit horizontaler Blickrichtung.

brauchen besonders Patienten mit Bronchiektasen. Dabei sind tiefe Atemzüge mit langsamer Ausatmung zur Hustenprovokation förderlich, wenn mit 1 bis 2 Hustenstößen der Schleim abgegeben wird und kein unproduktives Husten entsteht.

Abhusten bei Ausdauerbelastung
Beim schnellen Gehen, Traben oder Radfahren spüren die Bronchitiker, daß aufgrund der tiefen Atemzüge Schleim transportiert wird und sie abhusten können. Bei Beachtung der Koppelung von Schritt-, Tret- und Atemfrequenz sollten sie die Atemzüge bewußt vertiefen.

Hustentechnik zur Dämpfung von unproduktivem Husten
Bei Reizhusten lernen die Bronchitiker, alle tiefen und schnellen Atemzüge und vor allem forciertes Ausatmen zu vermeiden und sich wie folgt zu verhalten:

1. Luft in Einatemstellung anhalten
2. Oberflächlich weiteratmen
3. Bei zu starkem Hustenreiz gegen geschlossene Lippen anhusten.

Sie sollen das so lange durchhalten, bis der Hustenreiz vorüber ist oder bis sie mit 1 bis 2 Hustenstößen Schleim abhusten können.

Therapieziel 2: Hilfe bei erschwerter Ausatmung unter Belastung

Patienteninformation

Die gestörte Funktion
Folge der chronischen Entzündung und des chronischen Hustens ist eine zunehmende

Erschlaffung des Lungengewebes mit Instabilität der Atemwege (s. Selbsthilfe für Patienten mit obstruktivem Lungenemphysem, S. 24 ff.). Sie kollabieren, wenn mit Ausatemmuskeleinsatz (forciert) ausgeatmet wird, z. B. bei körperlicher Belastung. Die Ausatmung ist erschwert, die Lunge überbläht, und die Patienten empfinden Atemnot. Diese ist beim Bronchitiker aber auch abhängig von seiner endobronchialen Obstruktion (s. Repetitorium, S. 34 ff.).

Verschlechterung durch:
- Häufige forcierte Ausatmung bei zu starker körperlicher Belastung, z. B. bei zu schnellem Gang- und Steigetempo, und bei zu leichter psychischer Erregbarkeit.

Besserung durch:
- Exspiratorische Erhöhung des intrabronchialen Druckes beim Ausatmen gegen körpereigene Stenose (s. S. 25 ff.)
- Entspanntes Verhalten.

Übungen

Entspannungsfähigkeit schulen
Die Patienten lernen in einer bequemen Stellung, sich auf die wahrnehmbaren Bauchatembewegungen nach vorne, zur Seite und u. U. nach hinten zu konzentrieren, ohne sie willkürlich zu verändern. Die dabei entstehende Bewußtseinseingrenzung führt zur Entspannungsreaktion (Dämpfung einer erhöhten ergotropen Reaktionsbereitschaft mit dem Empfinden von Ruhe und Gelassenheit). Diese Entspannungsreaktion sollen die Patienten so oft üben, daß sie in Zuständen der Erregung „abrufbar" wird.

Dosierte Lippenbremse (exspiratorische Stenose)
Die Patienten üben nach der Entspannungsübung, die Luft durch die locker aufeinander liegenden Lippen im normalen Atemrhythmus auszublasen, nach dem Motto „nicht zu lange und nicht zu laut" (Abb. 6).

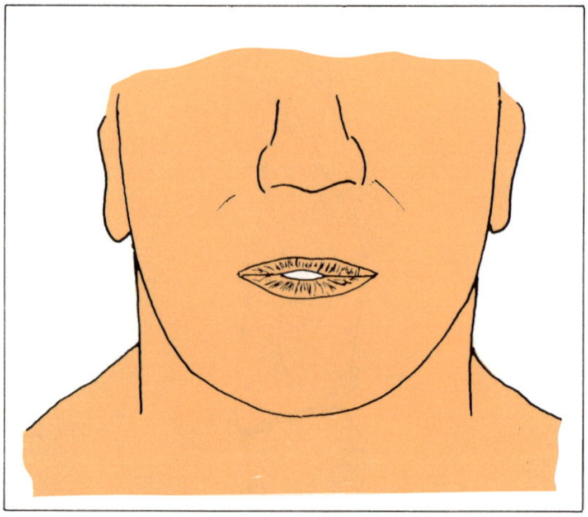

Abb. 6 Lippenstellung bei der „dosierten" Lippenbremse.

Gehen und Steigen mit dosierter Lippenbremse
Haben die Patienten gelernt, die dosierte Lippenbremse im normalen Atemrhythmus auszuführen (d. h. ohne mehr einatmen zu wollen), sollen sie diese beim Gehen und Treppensteigen anwenden, so daß sie sich unter Belastung weniger aufblähen. Sie müssen auch lernen, ein Geh- und Steigetempo zu finden, das sie ohne Atemnot leisten können.

Therapieziel 3: Erhaltung von Thoraxbeweglichkeit und Zwerchfellkraft

Patienteninformation

Die Bedeutung von Thorax- und Zwerchfellbeweglichkeit
Voraussetzung für das Atmen größerer Atemvolumina – bei körperlicher Leistung und beim Sekrettransport – sind bewegliche Rippen-Wirbel-Gelenke und ein bewegliches Zwerchfell.

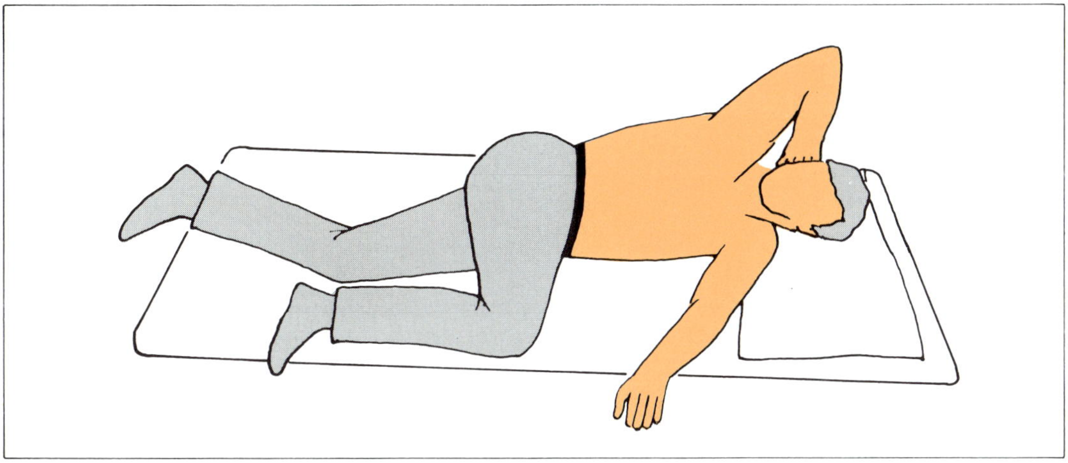

Abb. 7 Aus der Seitlage entwickelte Drehlage mit kurzem „Armhebel", d. h. mit gebeugtem Arm.

Verschlechterung durch:
- Bewegungsmangel
- Oberflächliches Atmen.

Erhaltung bzw. Besserung durch:
- Atemübungen mit willkürlich tieferen Atemzügen und Ausnutzen der Schwerkraft zur Brustraumvergrößerung und -verkleinerung
- Oberkörperdehnungen und -gymnastik
- Bewegungen in intermittierender und kontinuierlicher Ausdauerform.

Übungen

Drehdehnlage

Aus der Seitlage wird mit den Patienten die Drehlage langsam entwickelt, bis der Oberkörper gegen den fixierten Unterkörper gedreht liegt (Abb. 7). Die Patienten nehmen dabei ihre (oft geminderte) Dehnfähigkeit wahr und konzentrieren sich auf die automatisch entstehenden Bauchatembewegungen. Diese entstehen, weil infolge Thoraxfixation das Zwerchfell stärker arbeitet. Nach der Dehnung sind, wie wir meinen, die Gewebswiderstände in Haut und Muskeln der gedehnten Seite geringer, was die Patienten am leichteren Atmen der „gedehnten" Seite spüren.

Atemübung in Bauchlage

Im Liegen üben die Bauchorgane einen Druck auf das Zwerchfell aus und schieben es zur Brustraumverkleinerung (d. h. während der Ausatmung) weit nach kranial in den Brustraum hinein. Bei der anschließenden Zwerchfellkontraktion zur Brustraumerweiterung (d. h. während der Einatmung) wird der Körper auf der sich gegen die Unterlage abstützenden „Bauchblase" hochgehoben. Darum üben die Patienten zur Verstärkung des Effektes, tiefer „schnüffelnd" einzuatmen, die Luft 2 bis 3 Sekunden anzuhalten und auf einen aphonischen Laut (sch, ff) auszuatmen. Dabei wird die Ausatmung durch die Schwerkraft unterstützt. Die Patienten lernen, sich auf die größeren Bauchatembewegungen nach vorne gegen den Boden und zur Seite (mit anfänglichem Handkontakt) zu konzentrieren (Abb. 8).

Rumpfmobilisation

Die Oberkörperbewegungen können auch bewußt mit tieferen Ein- und Ausatemübungen verbunden werden. Dabei ist jede maximale Ein- und Ausatmung zu vermeiden.

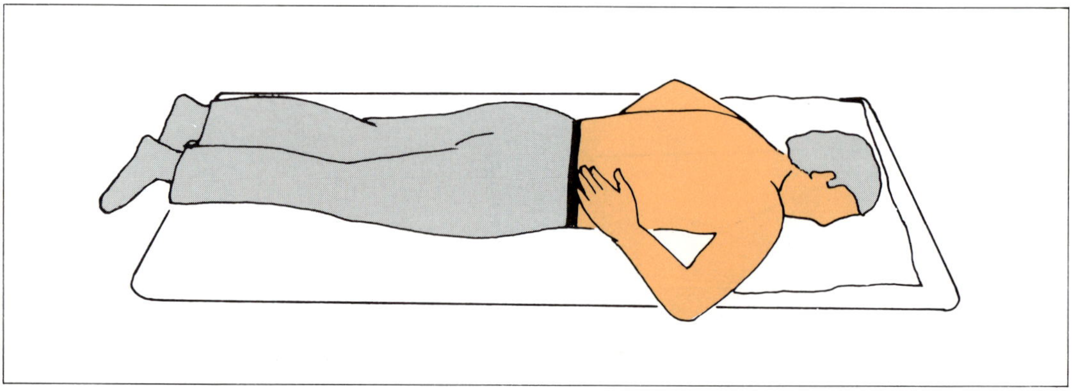

Abb. 8 Atemübung in Bauchlage und Wahrnehmen der seitlichen und hinteren Bauchatembewegungen mit Handrückenkontakt.

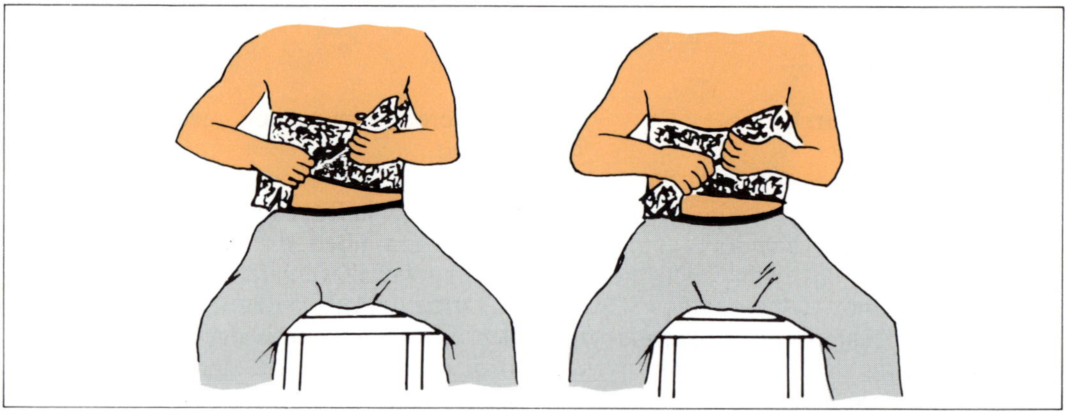

Abb. 9 Technik bei der Atemübung mit Tuch (Ende der Einatmung links, Ende der Ausatmung rechts).

Atemübung mit Tuch
Die Patienten legen ein größeres Frottiertuch um die unteren Rippen und atmen gegen das vorne, über Kreuz gefaßte und straff gespannte Tuch ein, halten die Luft 2 bis 3 Sekunden an, ziehen das Tuch beim Ausatmen zusammen. Dabei atmen sie auf einen aphonischen Laut aus (Abb. 9).

Packegriff an lateraler Rippen- und Bauchwand
Einige Patienten verbinden die Tuchübung gerne mit einem vorbereitenden „Packegriff", d. h., sie greifen die Haut im Sitzen mit beiden Händen und halten sie für einige Sekunden (30 bis 50 Sekunden) fest. Damit schulen sie auch die Wahrnehmung für diese Atembewegung nach lateral und spüren während des Griffes etwas Atemerleichterung (Abb. 10).

Gehen, Traben, Radfahren in der Ebene
Gut belastbare Bronchitiker erhalten sich ihre Brustkorbbeweglichkeit und Zwerchfellkraft auch bei einer dosierten Ausdauerbeanspruchung durch „Weg-Leistungstherapie" (s. u. Ausdauerleistung).

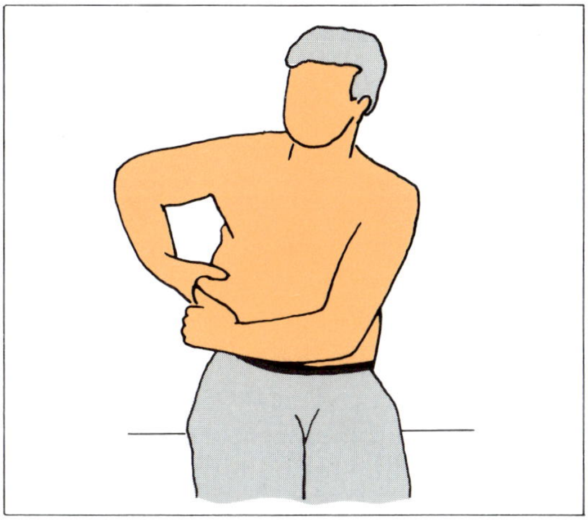

Abb. 10 Seitlicher Packegriff im Sitzen.

Therapieziel 4: Verbesserung bzw. Erhaltung der Ausdauerleistung

Patienteninformation

Die Bedeutung von Ausdauerübung bzw. Ausdauertraining
Eine auf Ausdauerleistung beanspruchte Skelettmuskulatur kann die körperliche Leistungsfähigkeit, die bei eingeschränkter pulmonaler Funktion vermindert ist, verbessern.

Verschlechterung durch:
- Bewegungsmangel im Alltag, weil durch sitzende oder stehende Lebensweise eine zusätzliche Verschlechterung der Ausdauerleistung entsteht.

Besserung durch:
- Bewegungen zur Schulung der allgemeinen Ausdauer (Einsatz von mehr als 1/6 bis 1/7 der Skelettmuskulatur) und der lokalen Beinmuskelausdauer. Dafür sind Bewegungen mit dynamischen Muskelkontraktionen von mindestens 10 Minuten Dauer mit mindestens 50% der maximalen kardiopulmonalen Leistungsfähigkeit erforderlich. Ist das Tempo nicht zu schnell und bleibt die Muskelspannung unter 30% der maximal statischen Kraft, arbeiten die Muskeln im aeroben Bereich, d. h. unter der aerob-anaeroben Schwelle (Ausdauerleistungsgrenze). Die Ausdauerbelastung richtet sich nach der vom Arzt angegebenen Pulsfrequenz oder nach der Baum-Hollmannschen Formel: 180 minus Lebensalter. Dabei soll keine erhebliche Atemerschwerung entstehen.

Übungen

Gehen in der Ebene
Die Patienten gehen mit individueller Belastung, d. h. im unregelmäßigen Wechsel vom langsamen Gehen (Pausenintervall) zum schnellen Gehen (Belastungsintervall), unter Anwendung der dosierten Lippenbremse. Sie sollen die Intervallarbeit nach ihrem Wohlbefinden richten. Allmählich steigern sich die Patienten zu kontinuierlicher Ausdauer im Tempo ihrer Wahl von mindestens 30 Minuten und länger. Es hat sich bewährt, das Tempogefühl und die Pulsmessung mit den Patienten zu üben.

Gehen, Traben, Radfahren in der Ebene
Noch gut belastbare Bronchitiker können Gehen, Traben oder Radfahren mit individuellem Tempowechsel von Belastungsintervall und Pausenintervall unter Anwendung der dosierten Lippenbremse ausführen. Traben entspricht z. B. beim 70 kg schweren Mann einer Belastung auf dem Fahrradergometer von 100 Watt (ca. 1,25 Watt pro kg Körpergewicht). Sie werden angeleitet, ihren Puls auf Frequenz und Rhythmus zu kontrollieren, um in der vom Arzt vorgeschriebenen Höhe zu bleiben und arrhythmische Änderungen zu melden.

Selbsthilfe für Patienten mit Asthma bronchiale

Das Asthma bronchiale ist durch anfallsweises Auftreten von Atemnot gekennzeichnet. 3 Hauptreaktionen im Bronchialsystem bewirken die Atemnot (s. auch S. 29 ff.): ein Spasmus der Muskulatur der Bronchialwand, eine Schwellung der Schleimhaut (Ödem) und eine vermehrte Produktion zähen Schleims, oft mit Unvermögen abzuhusten (Hyper- und Dyskrinie mit Mukostase), Herxheimersche Trias genannt. Gemeinsame Ursache dieser Reaktion der Bronchialwand und der Bronchialschleimhaut auf verschiedenste Auslöser (Allergene in der freien Luft, im häuslichen Milieu, insbesondere Hausstaubmilbe und Tierhaare, in Nahrungsmitteln, physikalische und chemische Reize, bakterielle Infekte, körperliche Anstrengungen, auch seelische Spannungen) ist eine im Vergleich zu Gesunden gesteigerte Empfindlichkeit, eine Hyperreaktivität der Atemwege mit dem dargestellten Reaktionsmuster. Dabei können sich lange beschwerdefreie oder -arme Intervalle mit Phasen heftigster Atemnotszustände abwechseln. Typisch treten die Beschwerden in den frühen Morgenstunden, nach Allergenkontakt sowie während und nach Belastung (exercise-induced Asthma – Anstrengungs- oder Belastungsasthma) auf.

Die Ausatmung ist stärker behindert als die Einatmung. Auskultatorisch ist Giemen zu hören, das normale Atemgeräusch kann stark abgeschwächt sein, der Brustkorb wird zunehmend aufgebläht. Verschlimmert wird die Symptomatik durch die begleitende Angst, die die Ventilation und damit die Atemarbeit verstärkt. Das Gefühl der Atemnot nimmt bis zur Erstickungsangst zu. Lungenfunktionsanalytisch finden sich je nach Schwere des Anfalls unterschiedlich ausgeprägte Erhöhungen der Atemwegswiderstände mit Anhebung der Atemmittellage (verstärkte Vordehnung des Thorax). Es tritt eine Hypoxämie trotz gesteigerter alveolärer Ventilation (Hypokapnie) auf, in fortgeschrittenen kritischen Phasen wieder eine „Normokapnie" bis zur Hyperkapnie.

Bei Beschwerdefreiheit während der Untersuchung kann eine meßbare Einengung der Atemwege durch körperliche Belastung, durch Inhalation einer bronchospastisch wirkenden Substanz oder auch durch Husten, ebenso durch Lachen oder ein forciertes Atemmanöver bei der Lungenfunktion hervorgerufen werden. Die Entwicklung einer Obstruktion nach derartigen Reizen läßt auf das Ausmaß der vorliegenden unspezifischen Hyperreaktivität schließen.

Therapieziele
1. Angstminderung in asthmatischer Atemnot
2. Hilfen bei erschwerter Aus- und Einatmung
3. Minderung der Atemwegsobstruktion, ausgelöst durch unspezifische Reize
4. Dämpfung von unproduktivem Husten

In asthmatischer Atemnot werden die Atemwege durch broncholytische Medikamente erweitert und die Lunge entbläht.

Flankierend zur medikamentösen Basistherapie im Asthmaanfall können Atemtechniken und spezielle Verhaltensweisen dem Asthmatiker das Gefühl vermitteln, der Krankheit nicht ganz hilflos ausgeliefert zu sein.

Therapieziel 1: Angstminderung in asthmatischer Atemnot

Patienteninformation

Die gestörte Funktion
In der asthmatischen Atemnot müssen zur Überwindung der erhöhten Strömungswiderstände größere Druckdifferenzen für das Ein- und Ausströmen der Luft in und aus der Lunge entwickelt werden als beim Gesunden. Das tiefstehende Zwerchfell ist in Abhängigkeit vom Blähzustand der Lunge wenig beweglich. Darum müssen sich inspiratorisch die Atemhilfsmuskeln, exspiratorisch die Thoraxwand- und Bauchmuskeln stärker einsetzen. Die Atemarbeit ist erhöht, und der Patient spürt Atemnot. Er atmet nicht falsch, sondern für seine Atemarbeit typisch (sog. Erfordernisatemform bei Atemwegsobstruktion).

Verschlechterung durch:

- Angst und Hyperaktivität, weil Atemarbeit und Atemnot größer werden.
  Die Atemfrequenz des Asthmatikers mit Angst ist schneller, die Reibungswiderstände in den verengten Bronchien werden größer (der Asthmatiker ohne Angst atmet - gesteuert vom Atemzentrum - bekanntlich langsam).
  Die Ausatmung des Asthmatikers ist noch forcierter, d. h. mit mehr Einsatz exspiratorischer Bauch- und Thoraxwandmuskulatur, als erforderlich. Dadurch werden die Bronchien in den poststenotischen Abschnitten zusätzlich komprimiert.
  Durch Zusammenwirken der endo- und exobronchialen Obstruktion wird die Lunge zusätzlich überbläht.

Besserung durch:

- Minderung der Angst, wenn die größere Atemarbeit und Atemnot nachlassen.
  Das kann erreicht werden durch:
  1. Einnehmen von Körperstellungen, welche die zum Inspirium schon angehobene Atemmittellage noch weiter erhöhen (sog. atemerleichternde Körperstellungen). Die verengten Bronchien werden erweitert (Kompensation der Atemwegsobstruktion durch die akut überblähte Lunge ≙ Erkenntnis der Pathophysiologie der Atemwegsobstruktion). 6 Positionen, die Patienten automatisch in ihrer Atemnot einnehmen, wurden beobachtet. Ihre den Atemwiderstand senkende Wirkung konnte durch oszillatorische Atemwiderstandsmessungen objektiviert werden.
  2. Entspannungsübungen, die den Patienten befähigen, sich in der Atemnot ruhig zu verhalten und den Medikamenteneffekt abzuwarten.

Übungen

Atemerleichternde Körperstellungen
Die Patienten vergrößern die (reversible) Überblähung durch Abnahme des Schultergürtelgewichtes von den Rippen. Einige legen sogar in leichter bis mittelschwerer Atemnot die Hände auf den Kopf. Außerdem nutzen sie Schwerkrafteffekte zur Eröffnung des dorsalen Rippen-Zwerchfell-Winkels unwillkürlich aus. Für die Stellungen ist charakteristisch

- die Entlastung des Brustkorbs vom Gewicht des Schultergürtels,
- das Abhängen des Bauches nach unten,
- die nach vorn gebeugte Körperhaltung, die inspiratorische Rippenbewegungen nach dorsal erleichtert.

Die Patienten berichten, welche der 6 Positionen sie in ihrer Atemnot schon eingenommen haben, und werden darin bestätigt. In schwerster Atemnot stützen viele Patienten die Hände auch neben dem Gesäß auf.

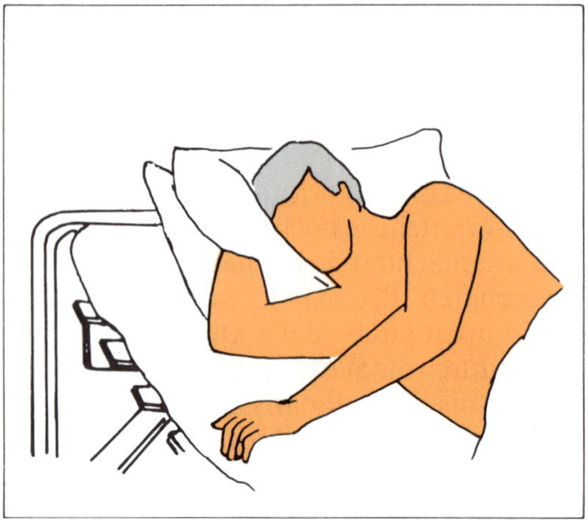

Abb. 11a Seitlage mit erhöhtem Oberkörper.

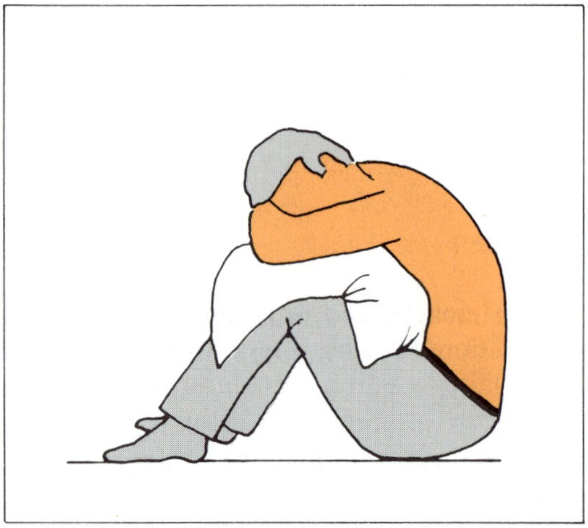

Abb. 11b Hocksitz im Bett, Kopf auf Knien bzw. Kissen.

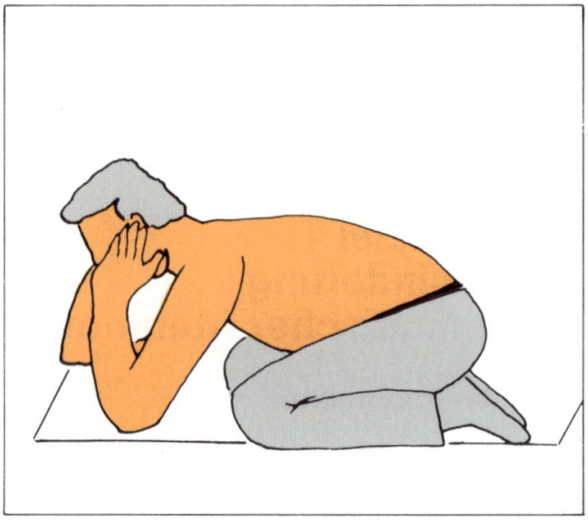

Abb. 11c Fersen-Ellenbogen-Sitz mit gespreizten Knien.

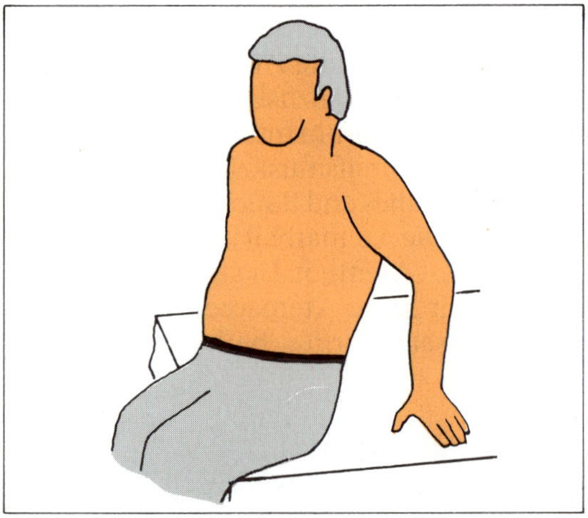

Abb. 11d Sitzen auf der Bettkante oder im Bett, Hände neben oder hinter dem Gesäß aufgestützt.

Die Patienten üben alle Positionen und erfahren, welche der ihnen bisher unbekannten Positionen sie zur Atemerleichterung in der asthmatischen Atemnot einnehmen können (Abb. 11a bis f).

Entspannungsübung

Durch Wahrnehmen der normalerweise unbewußten Atembewegungen (sog. Körperwahrnehmung) können sich Menschen in Angst und Unruhe relativ schnell zur Ruhe bringen. Diese auch in vielen Meditationsverfahren genutzte Übung beruht auf alter Erfahrung, die heute durch die Forschung mit Atembiofeedbackgeräten bestätigt wurde.

Wahrnehmen von Atembewegungen

Die Patienten üben in den atemerleichternden Stellungen, die Atembewegungen des

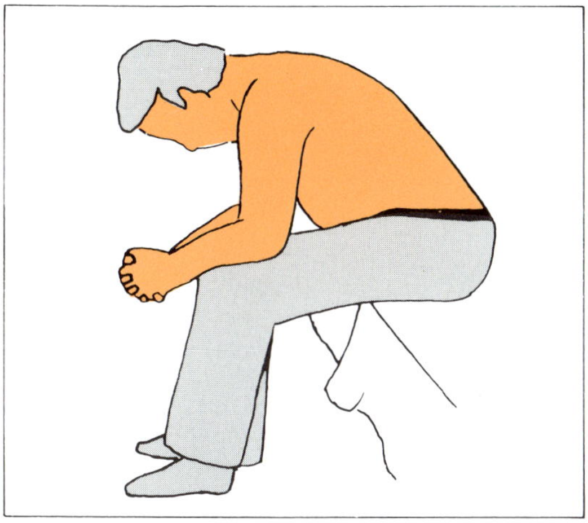

Abb. 11 e Kutschersitz auf der Bettkante oder auf dem Stuhl.

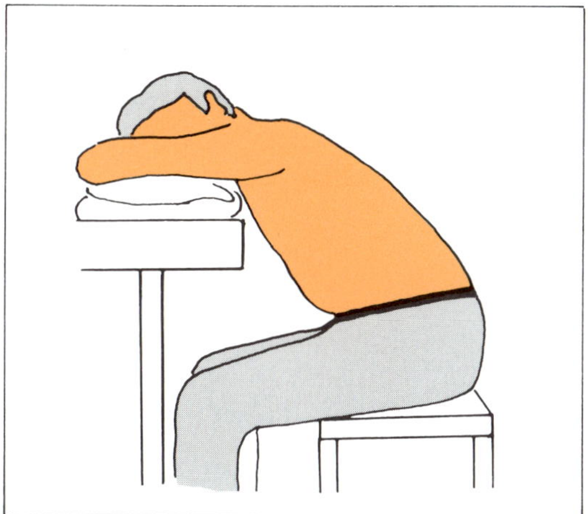

Abb. 11 f Sitzen vor einem Tisch, Arme und Kopf auf Kissen.

Bauches und der unteren Rippen (sog. kostoabdominale Atembewegungen) wahrzunehmen, **ohne sie zu verändern,** z. B. im Kutschersitz (Abb. 12). Die Patienten müssen - besonders im anfallsfreien Intervall - täglich dieses Wahrnehmen üben. Durch die dabei entstehende Bewußtseinseingrenzung und Außenreizabschirmung erfahren die Asthmatiker die Entspannungsreaktion, d. h. das Empfinden von Ruhe und Gelassenheit. Diese muß durch ständiges Wiederholen zu einer in der Atemnot abrufbaren Technik werden.

Packegriff

Das Greifen einer Hautfalte vorne am Bauch (Abb. 13) schult das Wahrnehmen der Atembewegungen und erleichtert die Atemnot, solange der Griff ausgeführt wird. Die Atemerleichterung entsteht, weil der erhöhte Atemwegswiderstand in den Bronchien absinkt. Das konnte durch Messungen im Bodyplethysmographen gesichert werden.
Die Patienten wenden den Griff auch in leichter bis mittelschwerer Atemnot an.

Therapieziel 2: Hilfen bei erschwerter Aus- und Einatmung

Patienteninformation

Die gestörte Funktion

Bei endobronchial verursachter Einengung der kleinen Bronchien wird die Lunge durch ventilartig wirkende Stenosierungen, bei denen die Einatmung wenig, die Ausatmung erheblich behindert ist, überbläht. Die eingeatmete Luft kann nicht voll ausgeatmet werden.

Verschlechterung durch:

- Angst, welche die Lungenüberblähung und die endobronchial bedingte erschwerte Ausatmung durch exobronchiale Einengung verstärkt (s. Therapieziel 1, S. 17).

Besserung durch:

- Ausatmen gegen eine Stenose an den Lippen. Dadurch wird der Druckabfall in den Bronchien beim Ausströmen der Luft gleichmäßiger. Die poststenotischen Bronchialabschnitte werden weit gehalten und weniger komprimiert.
- Langsames Einatmen und kurzes Luftanhalten. Die Atemmittellage wird willkür-

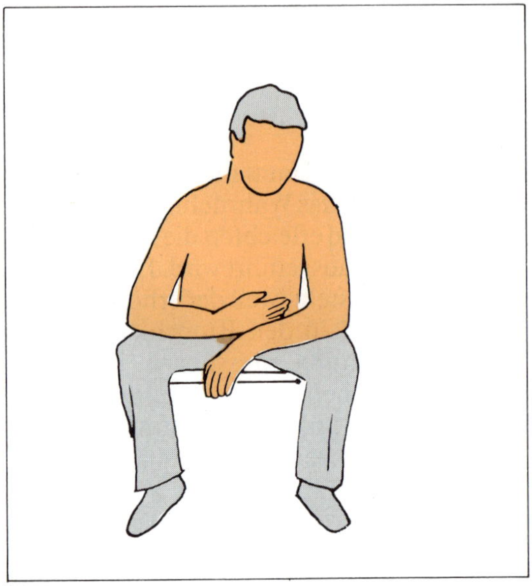

Abb. 12 a

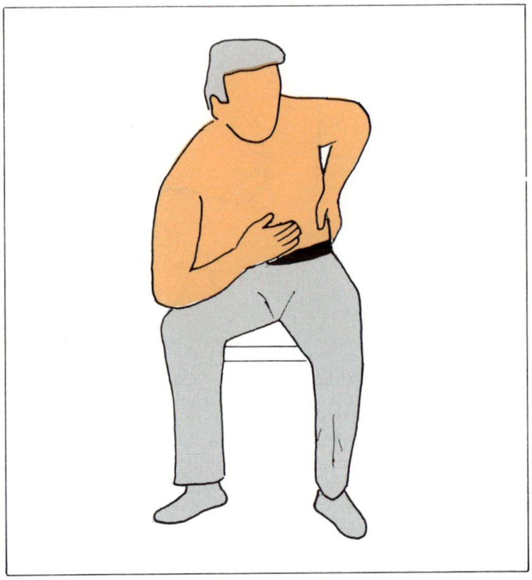

Abb. 12 c

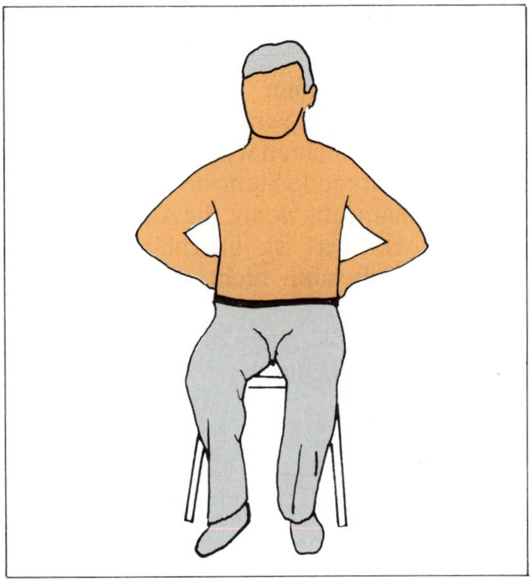

Abb. 12 b

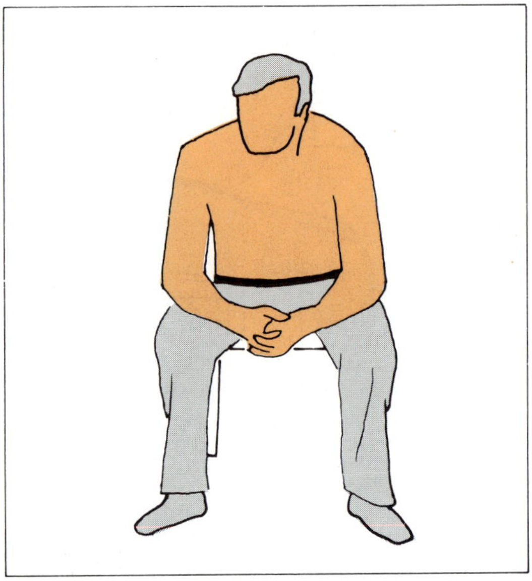

Abb. 12 d

Abb. 12 Wahrnehmen der kostoabdominalen Atembewegung (Zwerchfell- und untere Rippenatmung) im Kutschersitz: a) nach vorne, b) zur Seite, c) nach vorne und zur Seite, d) ohne Handkontakt, wenn Atembewegungen schon gut wahrgenommen werden.

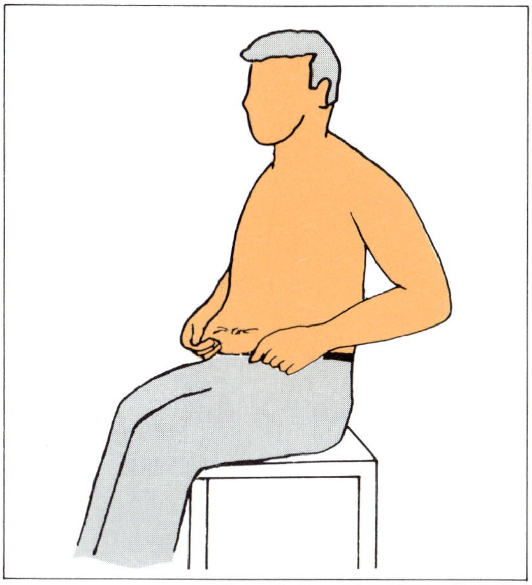

Abb. 13 Vorderer Packegriff im Sitzen.

lich zur Einatmung erhöht. Eine Erweiterung der oberen sowie der verengten unteren Atemwege (Bronchiolen) entsteht. Der erhöhte Atemwegswiderstand sinkt ab. Das konnten Messungen im Bodyplethysmographen zeigen. Auch wird durch die inspiratorische Vordehnung der Lunge Retraktionskraft für eine mehr passive Ausatmung gewonnen. So können Aus- und Einatemtechniken in leichten, mittelschweren und abklingenden Asthmaanfällen den erhöhten Atemwegswiderstand senken, die Angst mindern und den Medikamenteneffekt unterstützen.

Übungen

Dosierte Lippenbremse (Ausatemtechnik)
Nach dem Wahrnehmen der Atembewegungen, d. h. im entspannten Zustand, lernen die Asthmatiker in allen atemerleichternden Stellungen, die Luft durch locker aufeinanderliegende Lippen ausströmen zu lassen. Sie brauchen diese Ausatemtechnik vornehmlich während asthmatischer Atemnot und müssen sie in der anfallsfreien Zeit üben. Bei starker Atemnot sollen sie anfangs die Luft durch den offenen Mund „kommen lassen", d. h. nicht mehr einatmen als erforderlich, um im abklingenden Asthmazustand dann wieder auf die Nasenatmung übergehen zu können. Wird die dosierte Lippenbremse richtig ausgeführt, sind keine Atemnebengeräusche (inspiratorischer Stridor, exspiratorisches Giemen und Pfeifen) zu hören.

„Gähnende" Einatmung (Einatemtechnik)
In mehreren Lernschritten üben die Patienten die „Gähnatmung", d. h. bei geschlossenen Lippen einzuatmen und die inspiratorische Mundboden- und Kehlkopfsenkung wahrzunehmen. Dabei konzentrieren sie sich ebenfalls auf die entstehenden Einatembewegungen des Bauches nach vorne, zur Seite und nach hinten. Am Ende der „gähnenden" Einatmung entsteht ein kurzes Luftanhalten. Dann wird durch die Nase oder mit dosierter Lippenbremse ausgeatmet.
Die Technik erfordert eine gute Körperwahrnehmung und ist nach mehrfachem Wiederholen abrufbar (Abb. 14).

Therapieziel 3: Minderung der Atemwegsobstruktion, ausgelöst durch unspezifische Reize

Patienteninformation

Die gestörte Funktion
Die Anfallsneigung der Asthmatiker resultiert aus einer Hyperreaktivität der Bronchialwand auf spezifische Reize (Allergene) und unspezifische Reize (Kälte, Nebel, forcierte Ausatmung u. a.). Auch psychische Faktoren können Anfälle auslösen. Bei Hyperreaktivität entsteht eine Reflexbronchokonstriktion durch Reizung der sog.

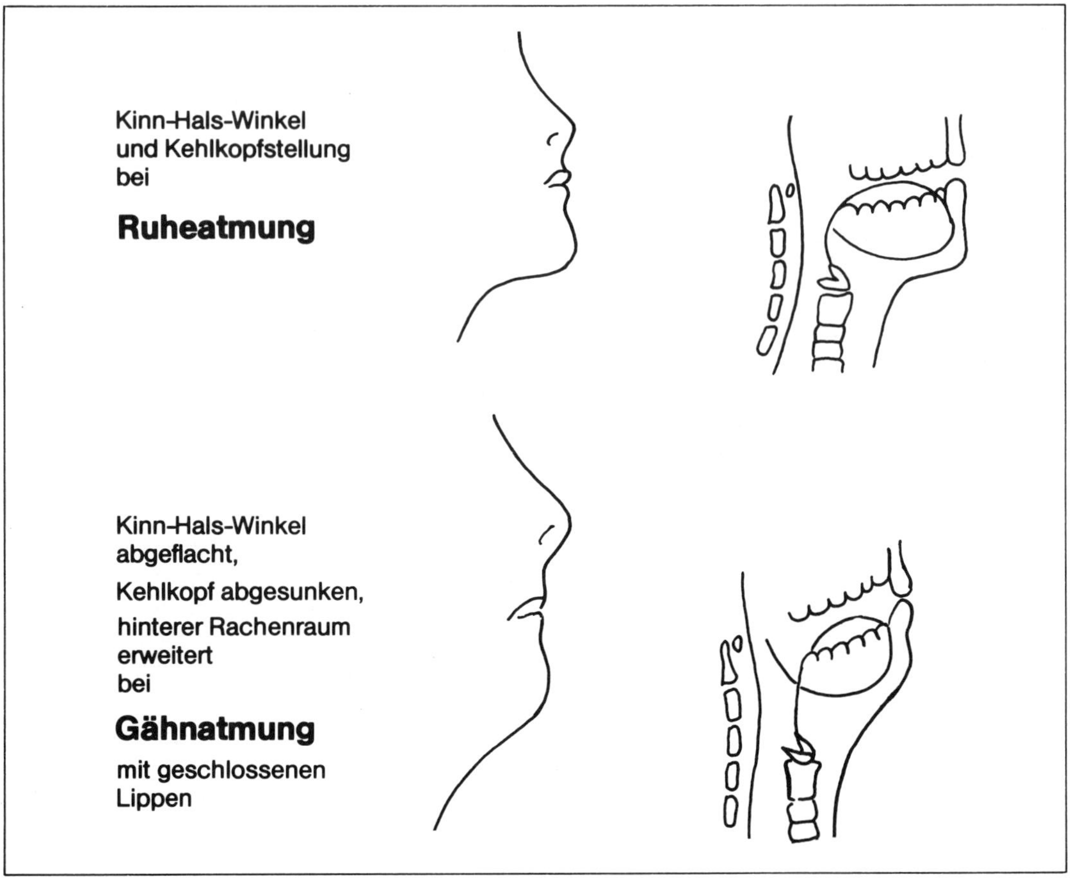

Abb. 14 Gähnatmung im Vergleich zur Ruheatmung.

irritant receptors. Sie kann der Beginn eines schweren Asthmaanfalls sein.

Verschlechterung durch:
- Aufenthalt in nebliger, rauchiger und kalter Luft
- Forciertes Ausatmen wie beim Lachen, langen Sprechphasen, körperlicher Anstrengung
- Psychische Erregung, weil dabei schnell geatmet und forciert ausgeatmet wird.

Besserung durch:
- Dämpfung der Reflexbronchokonstriktion bzw. ihre Verhinderung, wenn die Patienten lernen, sich beim Lachen, beim erregten Sprechen und beim schnellen Bewegen zu disziplinieren und bei Atemerschwerung die geübten Techniken anzuwenden.

Übungen

Bewegungs-, Kontakt- und Gedächtnisspiele
Haben die Patienten alle Verhaltensweisen und Techniken gelernt, werden sie einzeln oder in der Gruppe mit Spielen belastet, die Sprechen (Zuruf) und Bewegung erfordern sowie Lachen hervorrufen. Damit kann eine Reflexbronchokonstriktion provoziert

werden. Die Patienten werden angeleitet, nicht zu intensiv zu lachen, ohne Nachdruck zu sprechen und zu rufen. Ist eine Atemerschwerung entstanden, können sie diese beseitigen, wenn sie in atemerleichternden Stellungen

- Atembewegungen des Bauches wahrnehmen und den Packegriff ausführen, d. h. entspannen,
- die dosierte Lippenbremse und die „Gähntechnik" anwenden.

Das muß so lange geübt werden, bis die Atemerschwerung beseitigt ist.

Therapieziel 4: Dämpfung von unproduktivem Husten

Patienteninformation

Erklärung des Hustenmechanismus und seiner übermäßigen Reizung
Beim Husten werden die großen Atemwege durch den hohen intrathorakalen Druck eingeengt (Einstülpen der Pars membranacea der Trachea und der großen Bronchien). Das erhöht die schnelle Luftströmung für den Hustenstoß, kann aber die Hustenrezeptoren, die sich in den zentralen Atemwegen befinden, reizen. So können Asthmatiker sich in die asthmatische Atemnot hineinhusten, weil durch die forcierte Ausatmung auch die sog. irritant receptors mit einer Bronchokonstriktion reagieren.

Verschlechterung durch:
- Sog. Reizhusten bzw. unproduktives Husten.

Besserung durch:
- Anwenden der Hustentechnik zur Dämpfung des Reizhustens (s. chron. obstr. Bronchitis, Therapieziel 1, S. 11).
  Die Patienten wenden die Technik so lange an, bis der Hustenreiz verschwunden ist oder Sekret abgeräuspert werden kann.

Selbsthilfe für Patienten mit obstruktivem Lungenemphysem

Das obstruktive Lungenemphysem als bronchopulmonales Endstadium einer chronisch obstruktiven Bronchitis bzw. eines chronischen Asthma bronchiale oder primär entstanden aus einem Lungenemphysem, bei dem sich sekundär eine Obstruktion entwickelt hat, läßt vorwiegend durch die begleitende Instabilität der Atemwege eine druckbedingte, d. h. exobronchiale Form der Atemwegsobstruktion (s. Repetitorium, S. 34 ff.) erkennen. Der Thorax wird faßförmig umgebaut, die Zwerchfellhälften stehen tief, die untere Thoraxapertur wird inspiratorisch nach innen gezogen (Zwerchfell-Thoraxwand-Antagonismus). Das Atemgeräusch ist fast aufgehoben. Nebengeräusche sind unter Ruhebedingungen kaum hörbar. Infolge der Instabilität der Atemwege tritt regelmäßig eine Belastungsatemnot mit Verstärkung der Überblähung auf, der Anteil an Fesselluft nimmt zu. Das Röntgenbild bestätigt die tiefstehenden Zwerchfellhälften, die Lungengefäße sind in der Peripherie hochgradig rarefiziert, im Zentrum erweitert. Die Lungenfunktion läßt Kollapsphänomene bei schneller Ausatmung entsprechend der Instabilität der Atemwege erkennen, während die Bestimmung der Atemwegswiderstände unter Ruhebedingungen noch (fast) normal ausfallen kann. Die regelmäßig vorhandene zunehmende Belastungsatemnot fördert einen Bewegungs- und Trainingsmangel, der sich auf das Fortschreiten der Krankheit ungünstig auswirkt.

Therapieziele
1. Hilfen bei erschwerter Ausatmung unter Belastung
2. Erhaltung der Ausdauerleistung in Abhängigkeit von der Belastbarkeit
3. Vermeidung schädigender Atemformen
4. Erhaltung der vorhandenen Thoraxdehnbarkeit und Zwerchfellkraft

Therapieziel 1: Hilfen bei erschwerter Ausatmung unter Belastung

Patienteninformation

Die gestörte Funktion
Die Erschlaffung des Lungengerüsts hat zur Instabilität der Bronchien und der weichen Hinterwand (Pars membranacea) der Trachea geführt. Sie stülpt sich bei jeder forcierten Ausatmung in das Lumen ein und verursacht Ausatembehinderung (Tracheobronchialkollaps). Die Luft wird in der Lunge zurückgehalten und führt zur Überblähung. Der Patient empfindet Atemnot bei jeder anstrengenden Ausdauerbelastung (schnellem Gehen und Steigen) und bei Schwerarbeit, weil bei dem dabei erforderlichen Atemminutenvolumen aktiv und schnell ausgeatmet wird.

Verschlechterung durch:
- Häufiges zu schnelles Gehen und Steigen
- Leichte psychische Erregbarkeit, weil dann auch schneller geatmet und forcierter ausgeatmet wird.

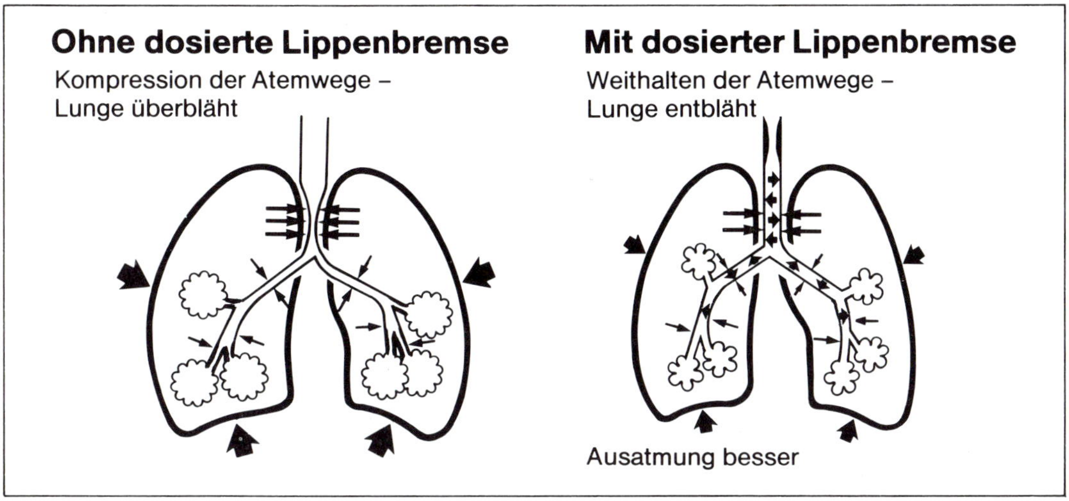

Abb. 15 Schematische Darstellung der dosierten Lippenbremse zur Patienteninformation. Mit dosierter Lippenbremse wird die Ausatmung erleichtert, weil Kollapsphänomene vermieden werden. Die Ausatemmuskelspannung und damit der Transmuraldruck auf die Atemwege ist geringer.

Links ➧ starker Ausatemmuskeleinsatz, rechts ➧ schwächerer Ausatemmuskeleinsatz.

Besserung durch:

- Ausatmen gegen eine körpereigene Stenose unter Belastung. Durch den verlangsamten intrabronchialen Druckabfall werden die Bronchien weit gehalten und sind weniger kompressibel. Es kann mehr Luft ausgeatmet werden. Die Kollapsphänomene werden gemindert, und die Lunge ist weniger überbläht (Abb. 15)
- Langsames Einatmen bei körperlicher Anstrengung. Die Lunge wird inspiratorisch vorgedehnt, und dadurch wird Retraktionskraft für eine mehr passive Ausatmung gewonnen
- Entspanntes (gelassenes) Verhalten, weil dann langsamer geatmet und auch nicht forciert ausgeatmet wird.

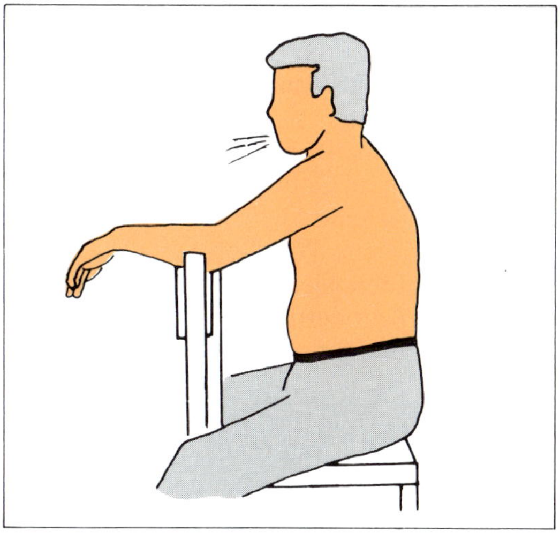

Abb. 16 Reitsitz mit dosierter Lippenbremse.

Übungen

Dosierte Lippenbremse in Ruhe erlernen

In einer atemerleichternden Stellung, z. B. im angelehnten Sitz, Kutschersitz oder Reitsitz, lernen die Emphysematiker, sich zuerst auf die Bauchatembewegungen zu konzentrieren. Sie nehmen die Bauchatembewegungen anfangs mittels Handkontakt wahr. Dann üben sie, die Luft im normalen Ruheatemrhythmus durch locker aufeinanderliegende Lippen auszuatmen (Abb. 16).

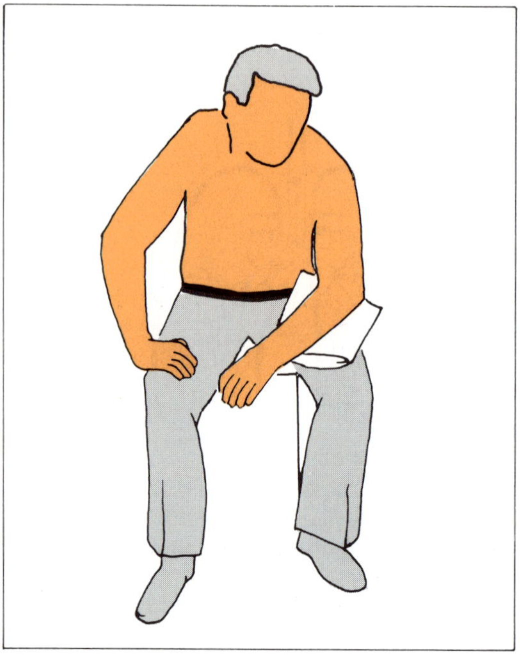

Abb. 17 Atemerleichterung und „Nachatmung" nach Belastung im Kutschersitz.

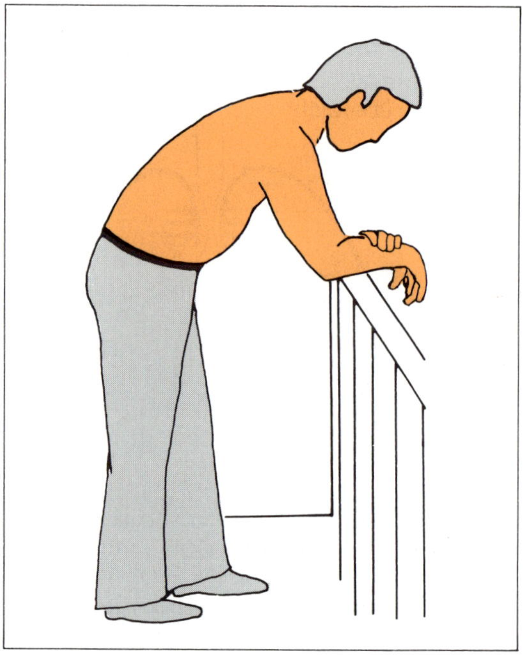

Abb. 18 Atemerleichternde Körperstellung bei Atemnot nach Treppensteigen.

Dosierte Lippenbremse beim Gehen und Steigen
Die Emphysematiker üben die dosierte Lippenbremse beim Gehen und beim Treppensteigen sowie beim täglichen An- und Auskleiden und beim Waschen, wenn sie dabei Atemnot spüren. Sie müssen diese Ausatemstenose zur Minderung der Atemnot unter Belastung automatisch verwenden.

Dosierte Lippenbremse nach Belastung
Ähnlich wie die Asthmatiker mindern die Emphysematiker ihre Atemnot nach körperlicher Belastung in atemerleichternden Körperstellungen. Typisch ist das Abstützen der Arme in Schulterhöhe und die nach vorne gebeugte Körperhaltung (Abb. 17 und 18). In diesen Stellungen wenden die Patienten die dosierte Lippenbremse so lange an, bis die Atemnot vorüber, d. h. die Lunge entbläht ist.

Einatemtechnik bei Belastung
Die Patienten lernen beim langsamen Gehen, tiefere Einatemzüge mit anschließender dosierter Lippenbremse in die normale Atmung einzuschalten. Beim Ausatmen soll die dosierte Lippenbremse angewendet werden.

Therapieziel 2: Erhaltung der Ausdauerleistung in Abhängigkeit von der Belastbarkeit

Patienteninformation

Bedeutung der Ausdauerbeanspruchung
Wichtig ist, die Ausdauerbelastung von Patienten mit obstruktivem Emphysem zu erhalten. In Endzuständen sind Emphysematiker kaum mehr belastbar. Besonders

eine auf lokale Muskelausdauer geübte Beinmuskulatur ist für die Ausdauerbeanspruchung bei eingeschränkter kardiopulmonaler Leistung eine Hilfe.

Verschlechterung durch:
- Bewegungsmangel.

Besserung durch:
- Bewegungen im mäßigen Tempo und mit geringem statischen Faktor, die eine Ausdauerleistung im aeroben Bereich ermöglichen. Die intermittierende Ausdauerbelastung nach dem Motto richten: „Je schlechter die Leistung, um so länger die Pause".
  Für die Ausdauerbeanspruchung jedes Patienten mit obstruktivem Emphysem muß eine ärztliche Anweisung vorliegen. Sie muß sich nach der respiratorischen Insuffizienz und einem schon bestehenden Cor pulmonale richten.

Übungen

Gehen in der Ebene
Die Patienten sollen das Tempo finden, das sie ohne Atemnot gehen können, und bei Tempobeschleunigung mit dosierter Lippenbremse gehen. Bei kurzer Gehleistung sollen in das langsame Gehtempo Pausen im Stehen oder Sitzen eingeschaltet werden.

Treppensteigen
Die Emphysematiker üben das Treppensteigen unter Anwendung der dosierten Lippenbremse ab der 1. Stufe, d. h. mit Steigbeginn. Sie werden angeleitet, Stehpausen einzuschalten, wenn die Atemerschwerung beginnt. Wegen der Erhöhung des Pulmonalarteriendruckes und der Rechtsherzbelastung beim Treppensteigen wird den Patienten mit schwerem Krankheitsgrad geraten, das Treppensteigen auf das allernotwendigste zu reduzieren.

Therapieziel 3: Vermeidung schädigender Atemformen

Patienteninformation

Atempressen als schädigender Faktor
Die Preßatmung (Valsalva) ist ein Atemtyp, der infolge hohen intrathorakalen Druckanstiegs den Lungenkreislauf einengt und das rechte Herz durch Anstieg des Pulmonalarteriendruckes belastet. Preßatmung tritt beim Heben von Lasten auf und beim Husten, weil vor jedem Hustenstoß ein hoher intrathorakaler Druck aufgebaut werden muß. Ein preßähnlicher Vorgang tritt bei forciert langen Sprechphasen am Ende ein, wenn ein hoher Kompressionsdruck die letzte mögliche Luft zur Verfügung stellt.

Verschlechterung durch:
- Gewohnheitsmäßiges Pressen beim Heben
- Unproduktive Hustenstöße
- Gewohnheitsmäßig lange Sprechphasen.

Besserung durch:
- Konzentration auf den Atemvorgang beim Heben und Schulung der Wahrnehmungsfähigkeit für die Koppelung von Körperbewegung und Atemfrequenz
- Hustentechnik zur Dämpfung von unproduktivem Husten
- Sprechdisziplin.

Übungen

Hebetechnik
Die Patienten, die schwer heben und tragen müssen, lernen, die Last nah an der Schwerkraftwirkungslinie zu heben. Sie erfahren, daß beim Heben unwillkürlich eingeatmet wird.

Hustentechnik zur Dämpfung von unproduktivem Husten
Die Patienten mit obstruktivem Lungenemphysem lernen, alle tiefen und schnellen Atemzüge und vor allem forciertes Ausatmen zu vermeiden und sich wie folgt zu verhalten:
1. Luft in Einatemstellung anhalten
2. Oberflächlich weiteratmen
3. Bei zu starkem Hustenreiz gegen geschlossene Lippen anhusten.

Die Patienten sollen das so lange durchhalten, bis der Hustenreiz vorüber ist oder bis sie mit 1 bis 2 Hustenstößen abhusten können.

Sprechübungen (Sprechdisziplin)
Emphysematiker, die zu lange sprechen, üben Verse mit Pausen im Sinn des Textes.

Therapieziel 4: Erhaltung der vorhandenen Thoraxdehnbarkeit und Zwerchfellkraft

Patienteninformation

Die gestörte Funktion
Der Emphysemthorax ist in Abhängigkeit vom Schweregrad mehr oder weniger starr und ist kaum oder gar nicht mobilisierbar. Die Atemhilfsmuskulatur ist hart gespannt, aber meist nicht schmerzhaft verspannt. Der Zwerchfell-Thoraxwand-Antagonismus ist ausgeprägt, die Haut über den unteren Rippen häufig fest gespannt. Die Interkostalmuskeln sind infolge der Thoraxstarre atrophiert.

Verschlechterung durch:
- Degenerative Wirbelsäulensyndrome mit tastbaren Spannungserhöhungen in Muskulatur und Unterhautgewebe sowie Bewegungseinschränkungen der Wirbelsäule.

Vorübergehende Besserung durch:
- Manuelle Dehnung („Packegriff")
- Dehnende Einatemtechniken
- Dehnstellungen und -lagen.

Die Patienten empfinden nach den dehnenden Techniken vorübergehend leichteres Atmen. Es wird von uns als ein Herabsetzen von Gewebswiderständen in Haut und Muskulatur des Rumpfes gedeutet, das aber nicht anhält.

Übungen

Die „Packegriffe", Dehnlagen und dehnenden Einatemtechniken sowie die Tuchübung wurden schon bei der chronisch obstruktiven Bronchitis (s. Therapieziel 3, S. 13 ff.) dargestellt. Auf eine Aufzählung wird daher verzichtet. Die Techniken müssen aber – für den interessierten Patienten – sehr individuell vom behandelnden Krankengymnasten ausgewählt werden.

Von Krankengymnasten ausgeführte „dehnende" Techniken können die Gewebewiderstände in Haut, Muskeln und Gelenkverbindungen am Thorax/Rumpf noch intensiver herabsetzen und dem Patienten vorübergehend längere Atemerleichterung verschaffen als die Selbsthilfetechniken. Es sind Techniken, über die *Brüne* (2) („Reflektorische Atemtherapie") sowie *Haase, Ehrenberg* und *Schweizer* (6) („Lösungstherapie") berichten.

Abschließend sei erwähnt, daß Emphysematiker gerne auf dem Bauch liegen, darum sind diese Einatemtechniken (s. chron. obstr. Bronchitis, Therapieziel 3, S. 13 f.) sehr zu empfehlen.

Selbsthilfe für Patienten mit restriktiven Erkrankungen der Lunge und des Thorax

Restriktive Ventilationsstörungen sind gekennzeichnet durch ein kleines Atemzugvolumen infolge geminderter Lungen- und/oder Thoraxdehnbarkeit oder Verlust von Lungenparenchym. *Intrapulmonale Ursachen* führen zur sog. steifen Lunge durch morphologische Veränderungen des Lungenparenchyms bei Lungenfibrosen, Alveolitiden, pulmonaler Sklerodermie, Lungentumoren mit diffusem Parenchymbefall, manchen Pneumokoniosen, Verlust von Lungenparenchym z. B. durch Lungenresektion. *Extrapulmonale Ursachen* führen zur Pleuraverdickung und zum starren Thorax bei ausgedehnten Pleuraschwarten, Sklerodermie, schwerer thorakaler Skoliose, Morbus Bechterew. Eine restriktive Ventilationsstörung aus extrapulmomaler Ursache tritt bei Atemmuskelausfall infolge Tetra- und Hemiplegie sowie Zwerchfellhochstand durch Phrenikuslähmung, auch bei ausgeprägter Adipositas mit Hochdrängung des Zwerchfells auf.

Die Selbsthilfe bei restriktiven Ventilationsstörungen hat nicht die gleiche Bedeutung wie die Selbsthilfe bei den chronisch obstruktiven Lungenerkrankungen bzw. Atemwegserkrankungen. Sie ist aber nützlich für Patienten mit Muskelverspannungen des Rückens und für leicht erregbare Kranke. Wichtig ist aber die Kenntnis von Therapiezielen und Übungen für die Patienten, die an einer Kombination von chronisch obstruktiven und restriktiven Lungenerkrankungen leiden, z. B. Patienten mit ausgeprägten Pleuraschwarten und Verziehung des Bronchialsystems, bei denen sich eine obstruktive Ventilationsstörung (obstruktive Bronchitis, obstruktives Emphysem) entwickelt hat.

Therapieziele

1. Herabsetzung erhöhter elastischer Widerstände in Haut- und Muskelgewebe des Oberkörpers
2. Erhaltung der vorhandenen Thoraxbeweglichkeit und Atemmuskelkraft
3. Verbesserung der Entspannungsfähigkeit
4. Vermeidung von Trainingsverlust und Verbesserung der Ausdauerleistung im Rahmen der kardiopulmonalen Belastbarkeit.

Therapieziele 1 bis 3

Die Herabsetzung erhöhter Gewebswiderstände von Haut und Muskeln des Oberkörpers, die Erhaltung der Thoraxbeweglichkeit und Atemmuskelkraft sowie die Verbesserung der Entspannungsfähigkeit lassen sich mit den folgenden Übungen gleichzeitig erreichen.

Übungen

Dehnlagen

Die Patienten wählen die ihnen angenehmste Lage aus. Sie beginnen mit dem Wahrnehmen der Bauchatembewegungen und entspannen sich durch Konzentration auf den rhythmischen Wechsel der Ein- und Aus-

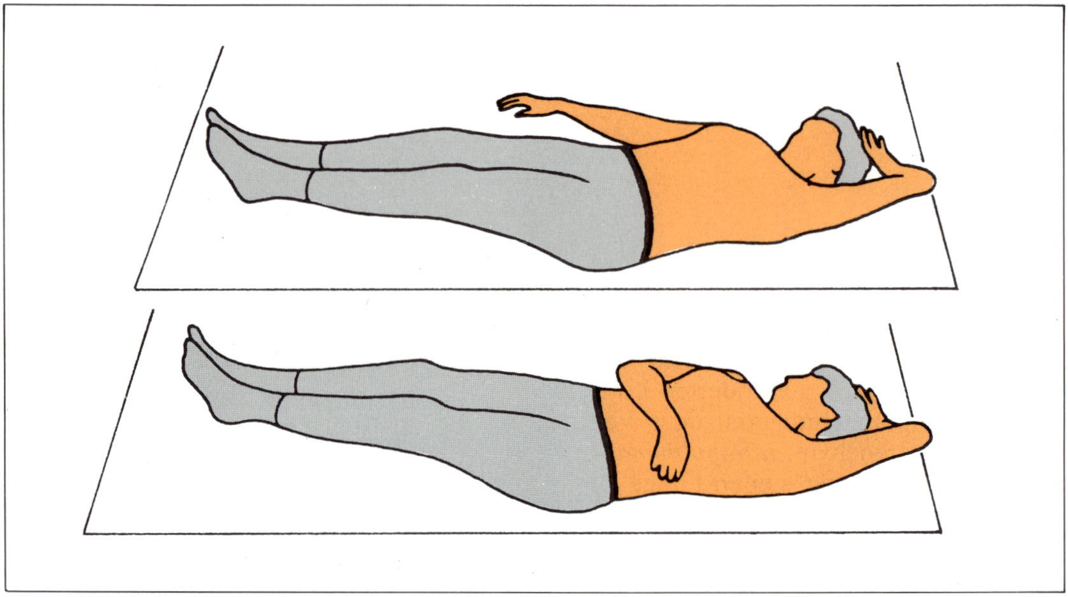

Abb. 19 Mondsichellage zur rechten Seite, oben ohne und unten mit Packegriff.

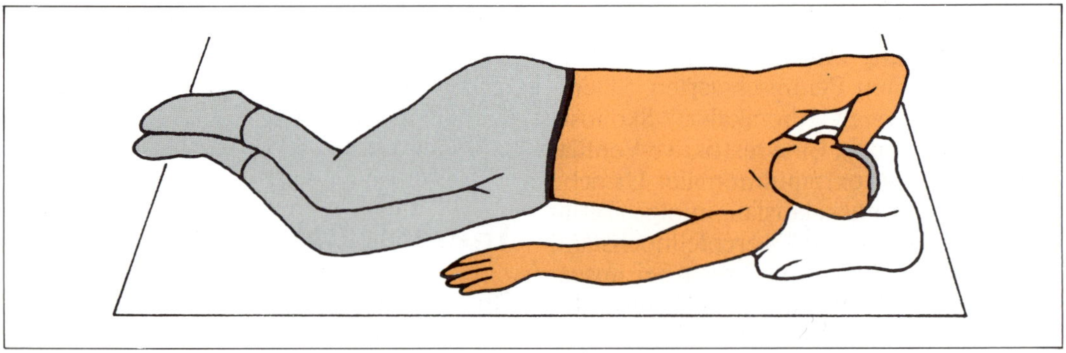

Abb. 20 Dehnen der linken Seitlage mit gebeugtem Arm, Dehnansatz vom Ellenbogen.

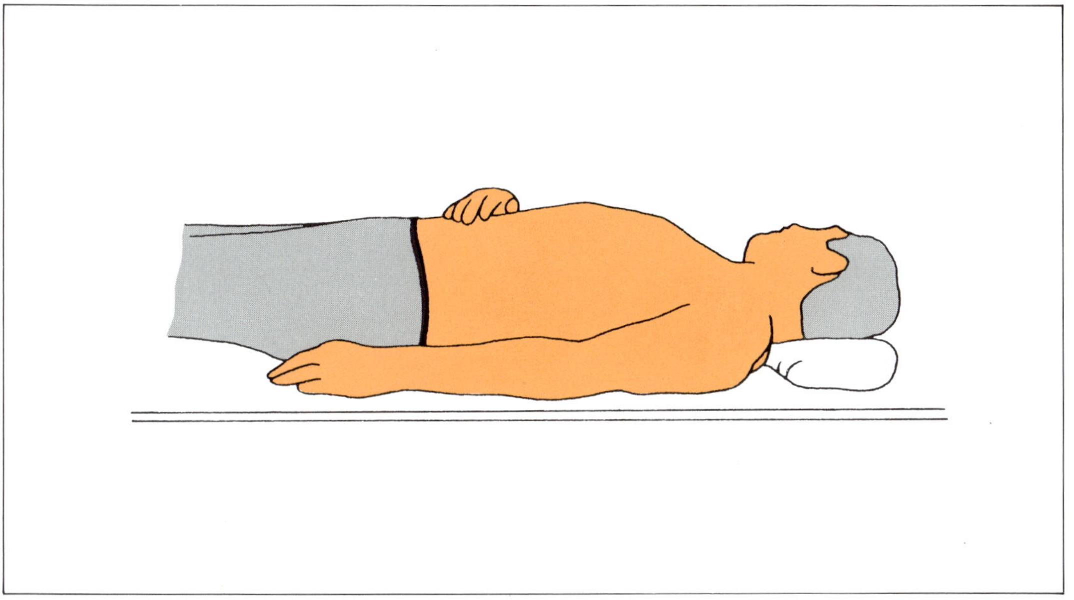

Abb. 21 Wahrnehmen der Bauchatembewegung nach vorne mit Handkontakt (Entspannungsübung).

atembewegungen (s. S. 18/19). Dann schalten sie 2 bis 4 tiefere Ein- und Ausatemzüge in die Ruheatmung ein und halten am Ende von Ein- und Ausatmung eine kurze Pause (s. u. Atemübungen in Bauch- und Rückenlage). Sie üben die *Drehlage* (Abb. 7). Die *Mondsichellage (Mondlage)* wird wie alle Dehnungen unter wahrnehmender Kontrolle für die Körperdehnfähigkeit entwickelt (Abb. 19). Beide Beine und der Oberkörper werden zur gleichen Seite und der Arm der gedehnten Seite neben den Kopf gelegt (Abb. 19 oben). Während der Lage können mit der Hand der nicht gedehnten Seite Packegriffe auf dem gedehnten seitlichen Rumpfabschnitt ausgeführt werden (Abb. 19 unten). In *Seitlage* wird mit gebeugtem Arm (Abb. 20) oder mit gestrecktem Arm die oben liegende gestreckte Rumpfseite gedehnt. Die Dauer der Lagen kann zwischen 3 und 10 Minuten variieren. Nach Auflösung einer Dehnlage konzentriert sich der Patient - wieder gerade auf dem Rücken liegend - auf das entstandene Weiteempfinden der gedehnten Seite. Es entsteht dann auch das Gefühl von Ruhe und Entspanntheit.

Atemübungen in Rücken- und Bauchlage
Patienten mit restriktiven Ventilationsstörungen üben ohne Atemerschwerung gerne in Rückenlage (Abb. 21). Sie konzentrieren sich zuerst auf die Bauchatembewegungen, ohne sie zu verändern, und gelangen in einen entspannten Zustand. Sie führen dann wie beim Üben in Bauchlage (S. 13, Abb. 8) tiefe Ein- und Ausatemzüge durch. Am Ende der Ein- und Ausatmung halten sie eine kurze Pause, solange es mühelos geht. Diese Pausen erhöhen den Dehneffekt auf geschrumpfte Gewebsanteile in Haut und Muskeln und in Gelenkweichteilen des Brustkorbs. Sie steigern inspiratorisch die statische Kraft der Einatemmuskeln und exspiratorisch die statische Kraft der Ausatemmuskeln.

Atemübung mit dem Tuch
Diese Übung (S. 14, Abb. 9) ist - verbunden mit tieferem Ein- und Ausatmen - für die Thoraxbeweglichkeit und Steigerung der Atemmuskelkraft sehr wirksam.

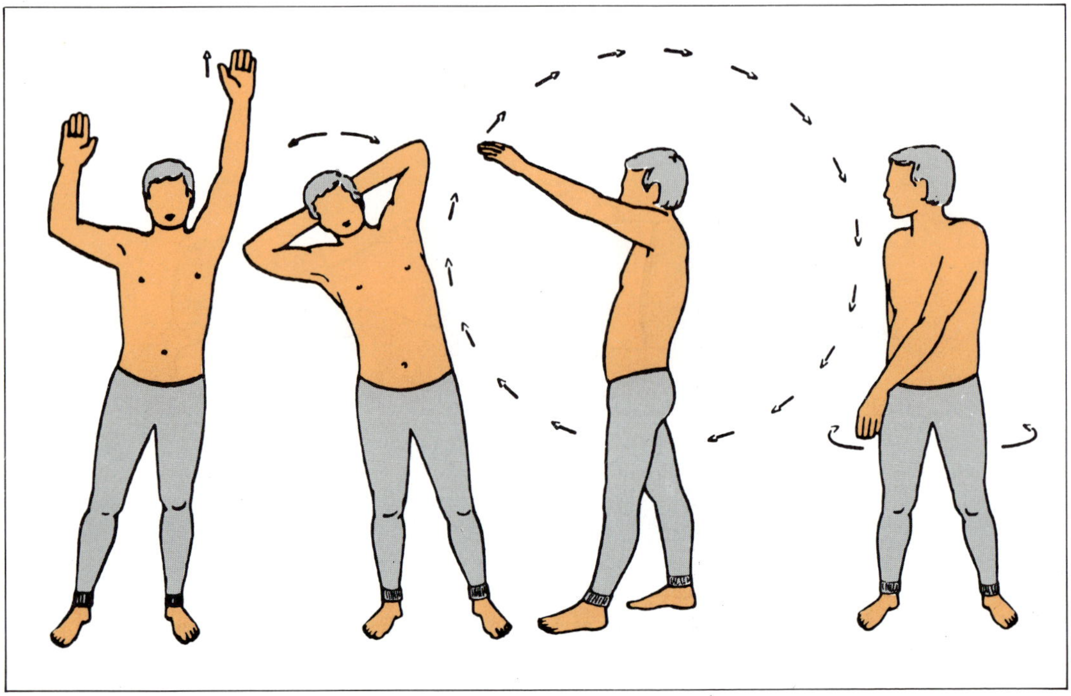

Abb. 22 **Oberkörpergymnastik mit Bewegungsansatz von den Armen.**

Oberkörpergymnastik und Atemübungen im Stehen und Sitzen

Die Gymnastik läßt sich morgens nach dem Aufstehen gut ausführen:

- Die Patienten üben Armkreisen, Arme nach oben „dehnen", Oberkörperdrehen oder zur Seite beugen (Abb. 22). Sie beobachten, wie sich ihre Ein- und Ausatemphasen mit den Bewegungen unwillkürlich koppeln (s. periphere Atemantriebe auf das Atemzentrum; S. 35 und Abb. 23). Sie können aber auch mit den Bewegungen bewußt tiefer ein- und ausatmen.
- Die Patienten schließen dann bei horizontaler Blickrichtung das Heben und Senken der vorderen oberen Rippen an (Abb. 5).
- Nach der Oberkörpergymnastik atmen sie mehrmals „schnüffelnd" ein und verlängert auf Geräuschlaute ff, sch oder summend aus.

Therapieziel 4: Vermeidung von Trainingsverlust und Verbesserung der Ausdauerleistung im Rahmen der kardiopulmonalen Belastbarkeit

Ein an Ausdauerleistung gewöhnter Organismus erhöht die Leistungsfähigkeit der Patienten mit eingeschränkter Atmungsfunktion.

Übungen

Gehen in der Ebene
Patienten mit nachlassender oder verlorener Ausdauerleistungsfähigkeit gehen in „intermittierender Dauerform" in der Ebene, und zwar im Wechsel von langsamem bzw. schnellerem Gehen (Belastungsintervall) und Stehen oder Sitzen bzw. langsamem Gehen (Pausenintervall), bis ein Gehen in kontinuierlicher Dauerform von 30 bis 60 Minuten möglich ist. Die Patienten sollen wegen der schnellen Atemfrequenz unter Belastung ihre Atemform selber finden, auch mit vorübergehender Mundatmung.

Treppensteigen
Das Treppensteigen entspricht einer physikalischen Leistung von ca. 1 Watt/kg Körpergewicht auf dem Fahrradergometer, wenn die Steigegeschwindigkeit nicht zu schnell ist. Wegen der Erhöhung des Pulmonalarteriendruckes und der Rechtsherzbelastung sollen Patienten mit schwerer restriktiver Ventilationsstörung das Treppensteigen auf das Notwendigste beschränken. Die Patienten werden angeleitet, Stehpausen einzuschalten.

Gehen, Traben, Radfahren, Schwimmen
Für die Ausdauerleistung noch belastbarer Patienten mit schnellem Gehen, Traben, Radfahren und Schwimmen muß eine ärztliche Anweisung vorliegen. Falls der Arzt keine Belastungspulsfrequenz angegeben hat, errechnet sie sich nach der Formel 180 minus Lebensalter (s. S. 15). Die individuelle Atemform für die Belastung finden die Patienten selbst. Sie erwerben Körpererfahrung für ihre atembeschwerde- und ermüdungsfreie Ausdauerleistung, aber auch für ihre Leistungsgrenze.

Repetitorium zur Atemphysiologie und Pathophysiologie

Vielfach wird angenommen, daß Patienten mit obstruktiven Lungenerkrankungen falsch atmen. Im Repetitorium wird dargestellt, daß die Atmung geregelt ist. Gesunde und Kranke atmen nicht falsch. Patienten mit Atemwegsobstruktion atmen für ihre Erkrankung typisch.

Die Atemform des Gesunden

Zur Atemregulation

Der Gaswechsel ist ein geregelter Vorgang. Im Atemzentrum befinden sich Nervenbezirke, die durch wechselnde Impulse die Innervation der Atemmuskeln für den rhythmischen Ablauf der Ein- und Ausatmung steuern. Das Atemzentrum wird durch verschiedene Afferenzen aus dem Organismus informiert. Über efferente Bahnen erfolgt dann die Steuerung des peripheren Atemapparates (quergestreifte Ein- und Ausatemmuskulatur, glatte Muskulatur der Trachea, Bronchien und Bronchiolen [Efferenzen] (Abb. 23). Die chemischen Antriebe sind die im Regelkreis der Atmung konstant zu haltenden Regelgrößen (Kohlendioxidpartialdruck pCO_2, Sauerstoffpartialdruck pO_2, Wasserstoffionenkonzentration pH in den Körperflüssigkeiten). Über diese Größen wird die Lungenbelüftung den Stoffwechselbedürfnissen des Organismus in Körperruhe, beim Sprechen, unter körperlicher Belastung und bei Krankheiten angepaßt. Außer den zentralen und peripheren chemischen Antrieben beeinflussen weitere periphere Antriebe die Aktionen des Zentrums. Die peripheren Impulse gehen von Rezeptoren im Brustraum (Thoraxwand, Lungengewebe, Bronchialwand, von Muskeln, Gelenken und Haut) aus. Andererseits erfolgen Reize aus höheren Gehirnarealen einschließlich der Gehirnrinde, was den Einfluß psychischer Vorgänge auf die Atumg erklärt (Abb. 23).

Die Atemform, d. h. die Atembewegungen der Rippen und des Abdomens, die Atemfrequenz, der Atemrhythmus und das Atmen durch Nase oder Mund, wird durch die verschiedenen Informationen (Abb. 23) geprägt. Die Atemform ist außerdem abhängig vom Zustand der mechanischen Faktoren des Atembewegungsapparates, d. h. von der Kraft der Atemmuskeln, von Elastizität und Beweglichkeit des Lungen- und Brustkorbgewebes und nicht zuletzt von der Weite der Atemwege (Kehlkopfbereich, Luftröhre und Bronchien).

Der Atemvorgang erfüllt neben dem Gasaustausch auch andere Funktionen. So wird die Ausatemluft zum Sprechen, Singen, Blasen von Instrumenten, Lachen, Pressen, Husten, Niesen u. a. verwendet. Die Atemform (Atemtyp) des Gesunden ist sehr variabel. Es gibt viele Atemformen in Ruhe, beim Sprechen, beim Bewegen, in Angst, bei Hyperaktivität oder bei gelassenem Verhalten. Der Gesunde braucht z. B. zum Sprechen eine längere Ausatemdauer als für die Ruheatmung und steigert seine Lungenbelüftung bei körperlicher Belastung auf das 3- bis 4fache der Ruheatmung. Es gibt daher beim Gesunden – nach unserer Meinung – kein falsches Atmen, sondern der Atemtyp wird von

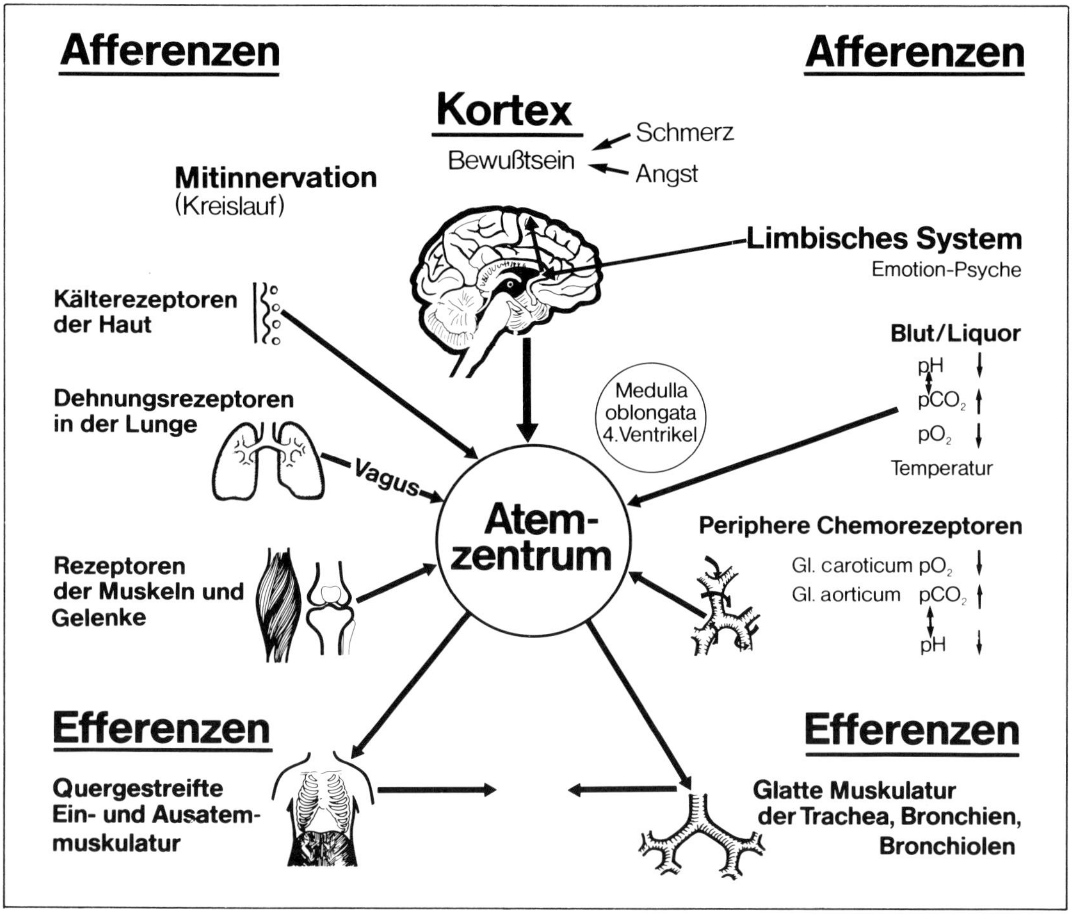

Abb. 23 Regulation der Atmung: Afferenzen aus dem Organismus zum Atemzentrum, Efferenzen vom Atemzentrum an die quergestreifte Atemmuskulatur und die glatte Muskulatur der Atemwege.

der Befindlichkeit und von der Leistung geprägt. Man kann überspitzt formulieren: Der Mensch atmet so, wie es seiner Situation entspricht.

Zur Atemmechanik

Durch einen mechanischen Vorgang werden die Druckgefälle zwischen dem Luftdruck in der Lunge und dem Luftdruck außerhalb der Lunge hergestellt.
In Körperruhe wird die zur Einatmung notwendige Brustraumvergrößerung aktiv, d. h. durch Anspannung der Einatemmuskeln hergestellt. Der Luftdruck in den Alveolen sinkt unter den Atmosphärendruck, und die Luft strömt ein (Abb. 24). Dabei wird das elastische Lungen- und Thoraxgewebe gedehnt, wobei die Bronchiallumina erweitert werden (Abb. 25). Die exspiratorische Brustverkleinerung wird anschließend passiv durch Retraktion, d. h. durch Zusammenziehen des in der Einatemphase gedehnten elastischen Lungengewebes, erreicht. Der Luftdruck in den Alveolen steigt zum Ausströmen der Luft über den Atmosphärendruck an (Abb. 24). Dabei werden die Bronchial-

Atemruhelage

Atemmuskeln entspannt. Elastische Kräfte von Lunge und Thoraxwand sind gleich, aber entgegengesetzt. Druck entlang des Tracheobronchialbaums (Luftröhre + Bronchien) ist atmosphärisch. Es strömt keine Luft.

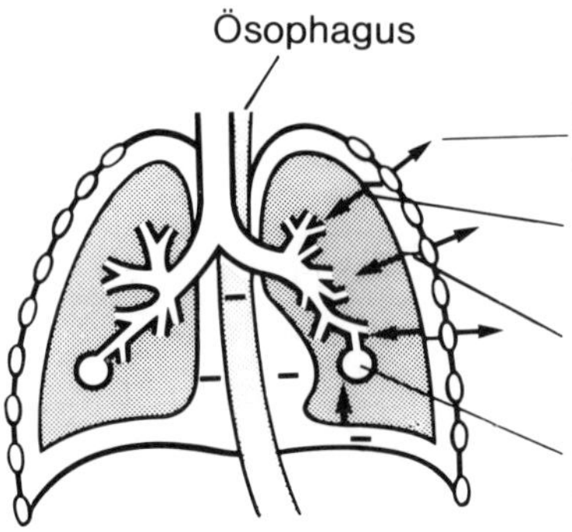

Während Einatmung

Einatemmuskeln kontrahieren sich und erweitern den Brustraum. Intraalveolärer Druck wird subatmosphärisch. Luft strömt in die Lunge.

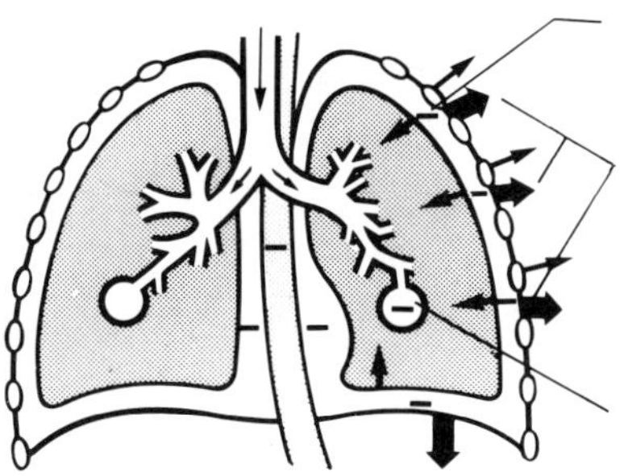

Während Ausatmung

Einatemmuskeln entspannen, Retraktionskraft der Lunge verursacht den überatmosphärischen intraalveolären Druck, Luft strömt aus der Lunge.

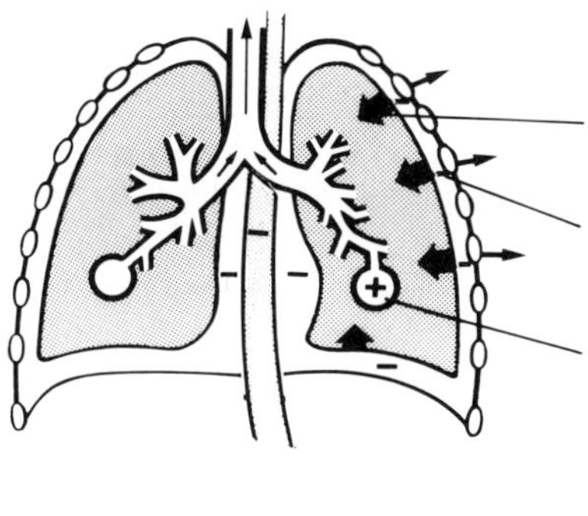

Abb. 24 Kräfte bei Ruheatmung des Gesunden: aktive Kräfte = Einatemmuskeln, passive Kräfte = Elastizität von Lunge und Thorax.
Der Atmosphärendruck wird mit Null bezeichnet, der unteratmosphärische Druck (subatmosphärisch) gilt dann als negativ (–), der überatmosphärische Druck als positiv (+) (nach 9).

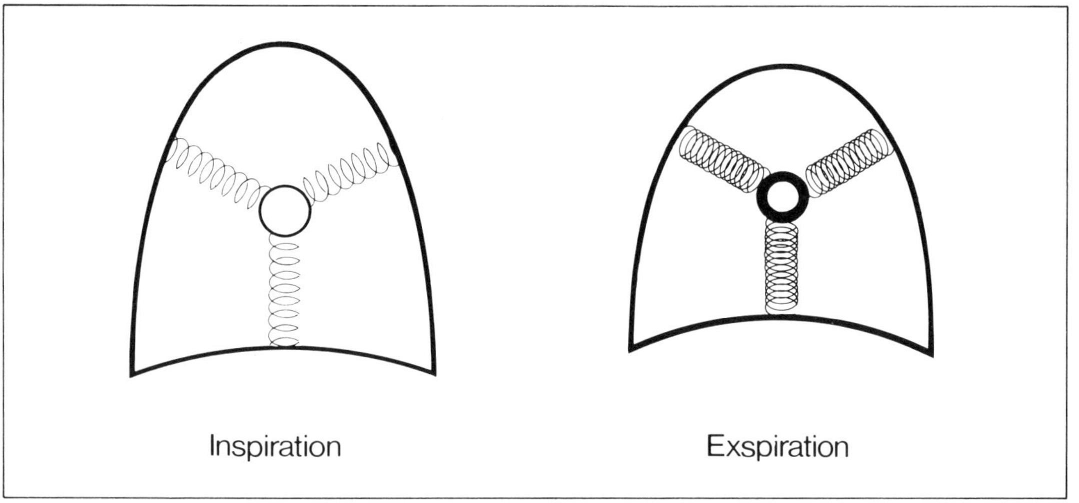

Abb. 25 Bronchiallumina in Abhängigkeit vom Dehnzustand der Lunge (nach 15).

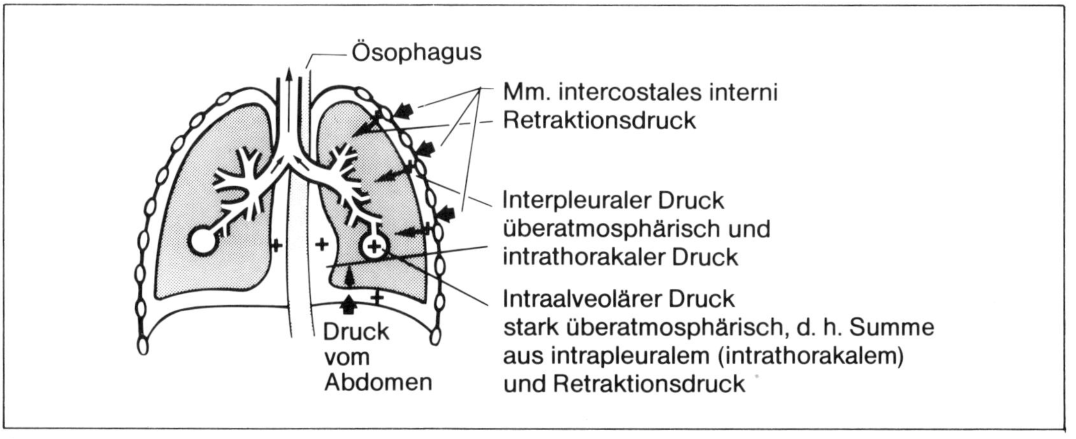

Abb. 26 Kräfte der aktiven bzw. forcierten Ausatmung des Gesunden: Einsatz der Ausatemmuskeln von Thoraxwand und Abdomen (nach 9).

lumina wieder verengt (Abb. 25). Bei aktiver bzw. forcierter Ausatmung, d. h. bei körperlicher Anstrengung, beim Husten, Niesen, Lachen und langen Sprechphasen, werden zusätzlich die Ausatemmuskeln zur Brustraumverkleinerung benötigt (Abb. 26). Der Brustraumvergrößerung und -verkleinerung stehen elastische und visköse Kräfte (sog. Widerstände) im Lungenparenchym und Thoraxwand sowie Reibungskräfte (sog. Strömungswiderstände) bei der Luftströmung in den Atemwegen entgegen. Letztere werden auch als Atemwegswiderstände bezeichnet. Der überwiegende Teil der Atemwegswiderstände liegt in den zentralen Atemwegen (Trachea und Bronchien bis zur 8. Verzweigungsgeneration = große Bronchien). Nur ein geringer Anteil der Atemwegswiderstände kommt beim Gesunden den peripheren Atemwegen (kleine Bronchien, Bronchiolen) ab der 9. Verzweigungsgeneration bis zu den Alveolen zu.

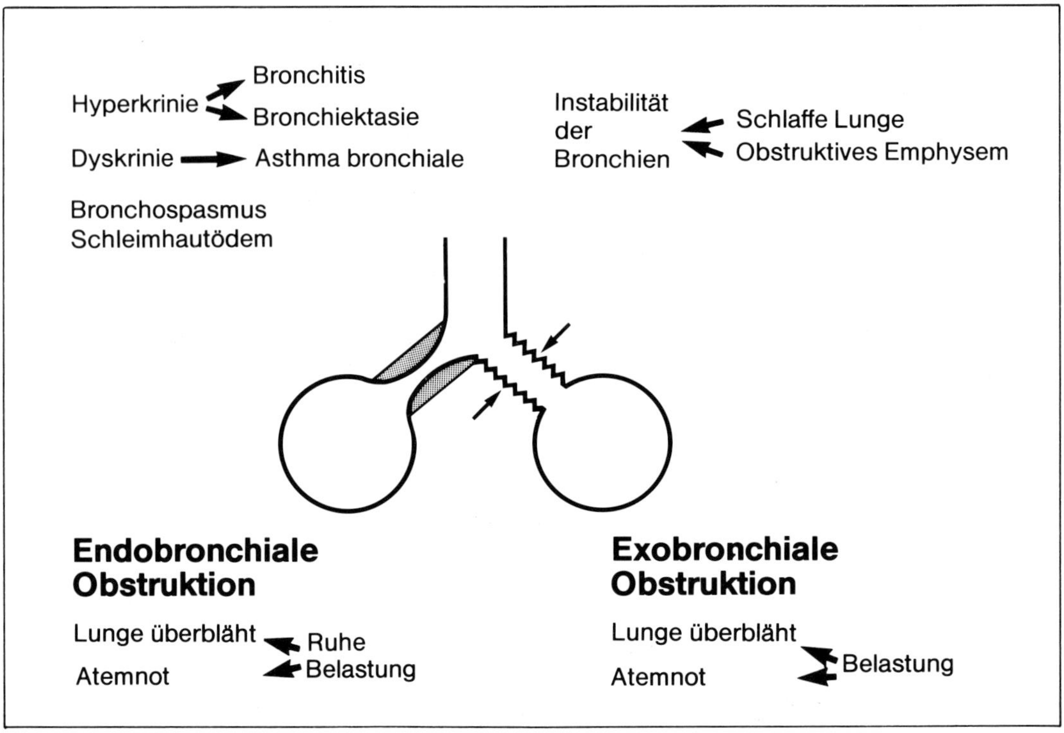

Abb. 27 Pathogenese der Bronchialobstruktion.

Die Atemform des Kranken mit Atemwegsobstruktion

An der typischen Atemform der Patienten mit Atemwegsobstruktion, der vom Patienten geäußerten Atemerschwerung bis Atemnot sowie an den Atemnebengeräuschen orientieren sich die Krankengymnasten über die Wirkung der angewandten Techniken. Sie wählen danach auch die Behandlungsverfahren und die Reizintensität aus.
2 bronchiale Obstruktionsmechanismen verursachen die typische „Erfordernisform" der Patienten (Abb. 27):

1. Die endobronchiale Obstruktion, die durch Bronchospasmus, Schleimhautödem, Hyper- und Dyskrinie mit Mukostase (Herxheimersche Trias) entsteht
2. Die exobronchiale (dynamische) Obstruktion, die durch den während forcierter Ausatmung im Brustraum aufgebauten hohen Druck verursacht wird.

Das Ausströmen der Luft durch die Atemwege ist mit dem Druckabfall vom hohen Luftdruck in den Alveolen zum niedrigen Atmosphärendruck verbunden. Beim Druckabfall während forcierter Ausatmung entsteht ein Punkt, an dem der Druck in den Bronchien bzw. der intrathorakalen Trachea und außerhalb im umgebenden Lungengewebe gleich ist. Er wird Punkt gleichen Druckes genannt (equal pressure point = EPP). Dieser teilt die Atemwege in 2 Abschnitte: in den mundwärts gelegenen Abschnitt mit niedrigerem intrabronchialen Druck und den peripher gelegenen Abschnitt mit höherem intrabronchialen Druck im Vergleich zum umgebenden Lungengewebe.

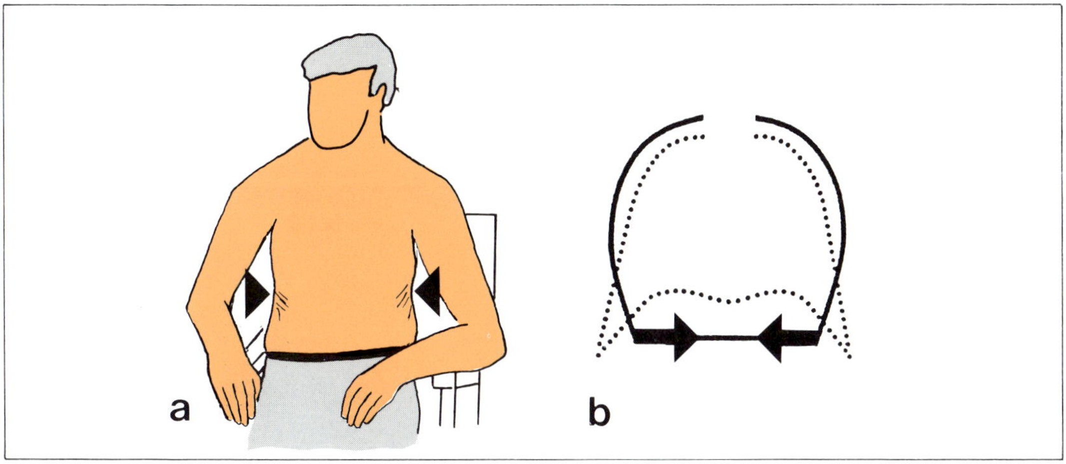

Abb. 28 Zwerchfell-Thoraxwand-Antagonismus.

Dieser Umgebungsdruck komprimiert die mundwärts gelegenen Abschnitte der Atemwege. Liegt der Punkt gleichen Druckes sehr peripher, können die nicht von Knorpel geschützten kleinen Bronchien und die Bronchiolen bis zum Bronchial- und Bronchiolenkollaps komprimiert werden. Liegt er zentraler, können die weichen Teile der großen Bronchien und die Pars membranacea der Trachea bis zum Tracheobronchialkollaps verengt werden. Bei Instabilität der großen Bronchien und der Pars membranacea (s. Lungenemphysem, S. 24 ff.) ist diese Kompression besonders ausgeprägt. Die Lage des Punktes gleichen Druckes ist vom Atemvolumen abhängig.

Beide Obstruktionsformen wirken sich exspiratorisch stärker aus, d. h., die eingeatmete Luft kann nicht voll ausgeatmet werden. Die Lunge wird überbläht. Bei der endobronchialen Obstruktion ist wegen der Bronchiallumeneinengung auch die Inspiration erschwert.

Je stärker die Lunge exspiratorisch überbläht ist, um so horizontaler steht das Zwerchfell. Dadurch engt es bei seiner wenn auch geringen Anspannung sogar die unteren Rippenpartien inspiratorisch ein, während es über die Erhöhung des abdominalen Druckes den Bauch vorwölbt. Dieses Phänomen, von *Ulmer* (15) als Zwerchfell-Thoraxwand-Antagonismus bezeichnet, ist für die Atemwegsobstruktion typisch (Abb. 28a und b).

Mit verstärktem Einsatz der oberen Rippen- und Atemhilfsmuskeln am Hals sowie der Ausatemmuskeln von Thoraxwand und Abdomen kann der Brustraum bei überblähter Lunge erweitert bzw. verengt werden und die erforderliche Ventilation geleistet werden. Nur so können die großen Druckunterschiede für das Ein- und Ausströmen der Luft hergestellt und die erhöhten Atemwegswiderstände in den obstruierten Bronchien überwunden werden.

Die Atemmuskulatur muß eine hohe Atemarbeit leisten, und die Patienten empfinden Atemnot. Sie atmen für diese Störung der Atemmechanik typisch und nicht „falsch". Wir sprechen von der „Erfordernisatemform bei Atemwegsobstruktion" (Abb. 29). Sehr charakteristisch sind auch die oft ohne Stethoskop hörbaren Atemnebengeräusche (inspiratorischer Stridor, exspiratorisches Giemen, grobe Rasselgeräusche). Diese typische Atemform ist beim Asthmatiker im Anfall sehr deutlich und je nach Schweregrad der Obstruktion sowie der Überblähung mehr oder weniger ausgeprägt. Im anfallsfreien Intervall entspricht die Atemform der

Atemmittellage
und Atemvolumina:

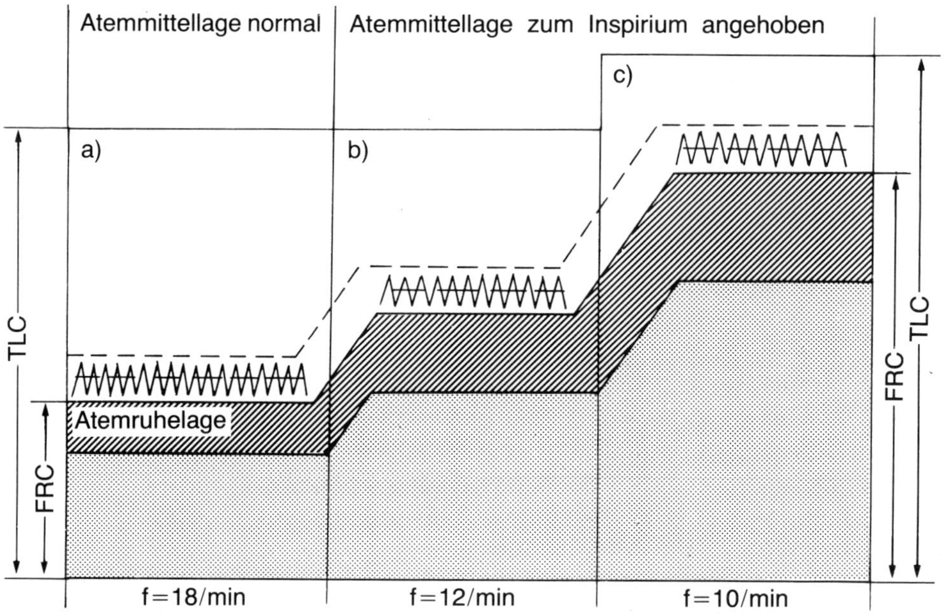

Strömungswiderstände erhöht

a) Normal

b) Mittelschwere Obstruktion = funktionelle Residualkapazität (FRC): vergrößert

c) Schwere Obstruktion = FRC und TLC (totale Lungenkapazität): vergrößert

Abb. 29 Erfordernisatemform bei Atemwegsobstruktion.

	Chronisch obstruktive Bronchitis	Asthma bronchiale	Emphysem
Ruhe	Atemerschwerung, tageweise unterschiedlich	Anfallsweise auftretende Atemnot Keine Atemnot in anfallsfreier Zeit	Keine Atemnot
Belastung	Verstärkte Atemnot, tageweise unterschiedlich	Kann Atemnot auslösen Keine Atemnot in anfallsfreier Zeit	Immer Atemnot

Tab. 1 Atemnot bei obstruktiven Atemwegserkrankungen.

Asthmatiker wieder der individuellen Norm. Beim chronisch obstruktiven Bronchitiker und Emphysematiker ist die Erfordernisatemform auch in Ruhe erkennbar. Sie verstärkt sich unter Belastung, weil dann Reibungswiderstände und Überblähung zunehmen. Die von den Patienten angegebene Atemnot entspricht den beiden Obstruktionsmechanismen: Für die endobronchiale Obstruktion ist die Atemnot in Ruhe und bei Belastung charakteristisch. Für die exobronchiale Obstruktion ist die Belastungsdyspnoe typisch (Tab. 1).

Die Atemform des Kranken mit Restriktion

Funktionsanalytische Kennzeichen sind die eingeschränkte Total- und Vitalkapazität mit daraus resultierender Ventilationsbeeinträchtigung in der Lunge (Abb. 30). Die Arbeit gegen die elastischen Widerstände von Lunge und Thorax ist besonders bei der steifen Lunge und beim starren Thorax erhöht. Bei vermindertem Lungenparenchym fehlen die atemmechanischen Voraussetzungen für die Vergrößerung des Atemzugvolumens. Die Patienten atmen kleine Atemzugvolumina und haben damit einen vergrößerten Totraumanteil. Sie müssen zur Vermeidung von Minderbelüftungen der Lunge und um die arteriellen Blutgase, die im Regelkreis der Atmung als Stellgrößen wirken (vgl. Abb. 23), im Normbereich zu halten, ein größeres Atemminutenvolumen in Ruhe und unter Belastung atmen als die Gesunden. Bei intrapulmonalen restriktiven Lungenerkrankungen, z. B. Lungenfibrosen, liegen Gasaustauschstörungen vor, die unter körperlicher Belastung zunehmen (Entwicklung oder Verstärkung einer Hypoxämie). Die Atemfrequenz ist bei restriktiven Erkrankungen bereits in Ruhe auf 25 bis 35 Atemzüge/min erhöht. Dabei geben die Patienten – wegen der nur mäßig vermehrten Atemarbeit – keine Atemerschwerung an. Die Atemfrequenz kann unter Belastung auf 30 bis 50 Atemzüge/min ansteigen. Das wird von den Patienten als Atemnot (Belastungsdyspnoe) empfunden, besonders wenn sie – was öfters geschieht – hyperventilieren. Häufige Erregungszustände und Hyperaktivität können eine zusätzliche Einschränkung der Thoraxdehnbarkeit hervorrufen, weil der Tonus der Oberkörpermuskeln sich erhöht. Auch wird in Erregung noch schneller geatmet. Eine zusätzliche Leistungsminderung kann dann eintreten, wenn sich die Patienten wenig bewegen und ein Trainingsverlust entsteht.

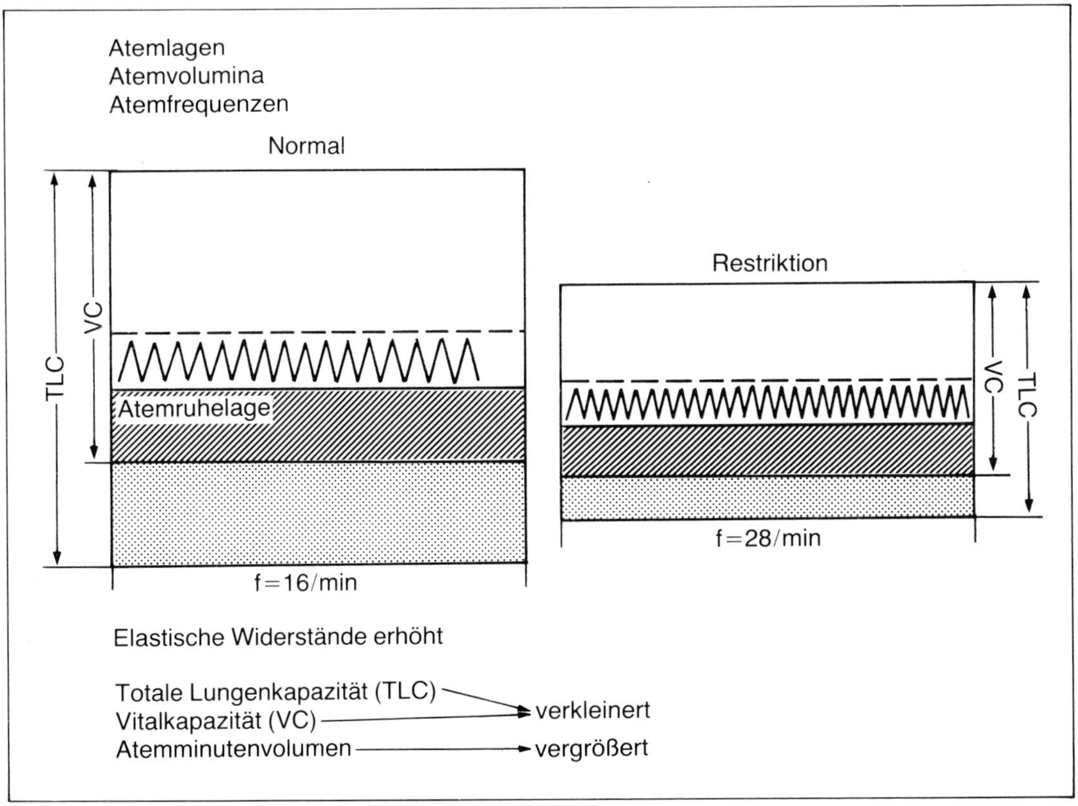

Abb. 30 Erfordernisatemform bei Restriktion.

Anleitung zur Selbsthilfe in Einzel- und Gruppenbehandlungen

Die Atem- und Bewegungstechniken zur Selbsthilfe dienen zusammen mit der Patienteninformation der Schulung zum krankheitsgerechten Verhalten. Die Patienten werden in Einzelbehandlungen in Kliniken und in den Praxen freiberuflich tätiger Krankengymnastinnen und Krankengymnasten betreut. Nach unseren Erfahrungen sind viele Patienten in Gruppenbehandlungen zum Lernen und Üben der Selbsthilfetechniken besonders gut motiviert. Das gilt für die Gruppen in den Rehabilitationskliniken für Erkrankungen der Atmungsorgane, aber auch für die - seit einigen Jahren eingerichteten - „ambulanten Atemtherapiegruppen" am Heimatort. Die Ziele dieser Gruppen sind:

- Herausholen der Patienten mit obstruktiven Atemwegserkrankungen aus der Isolierung und Abbau von Ängsten
- Erfahrungsaustausch der Betroffenen und Gemeinschaftserlebnis
- Akzeptanz des chronischen Leidens und positive Einstellung zum Leben mit der Krankheit.

Die Leitung der ambulanten Atemtherapiegruppen haben pneumologisch geschulte Krankengymnastinnen und Krankengymnasten in Verbindung mit Übungsärzten. Die Auswahl der Patienten trifft der behandelnde Arzt, der auch Übungsarzt sein kann. Der Übungsarzt - in der Regel ein Pneumologe oder pneumologisch versierte Arzt - steht den Patienten für Fragen zur Verfügung und unterstützt die Krankengymnasten bei der Patienteninformation. Er braucht nicht jede Stunde anwesend zu sein.

Gruppenteilnehmer sind vornehmlich Patienten mit obstruktiven Lungenerkrankungen, interessierte Personen mit restriktiven Erkrankungen von Lunge und Thorax, z. B. Personen mit beginnenden Pleuraschwarten, sowie Patienten nach Thorakotomien mit Funktionseinbußen. Die Gruppenbehandlung ist mit 5 bis 7 Teilnehmern im Raum von freiberuflich tätigen Krankengymnasten gut durchführbar. In größeren Räumen sollte die Gruppe aber nicht mehr als ca. 10 Personen haben.

Die Gruppenstruktur entspricht der für die Gruppen typischen Dreiteilung:

1. Einführung: Sie besteht aus Patientenbefragung nach dem augenblicklichen Befinden und nach der Wirkung der Atem- und Bewegungstechniken und wird auch mit aufwärmendem Durchbewegen verbunden.
2. Hauptteil: Dieser dient dem Üben der Atemtechniken sowie dem Verhalten im Alltag. Er enthält auch kleine Spiele in Form von Reaktions-, Gedächtnis-, Konzentrations- und Bewegungsspielen, bei denen auch geredet und gelacht wird. Die Patienten merken, ob sie die geübten Atem- und Bewegungstechniken wie in Alltagssituationen anwenden können (Abb. 31).
3. Ausklang: Die Stunde wird beendet mit Entspannungsübungen in atemerleichternden und das Entspannen fördernden Körperstellungen.

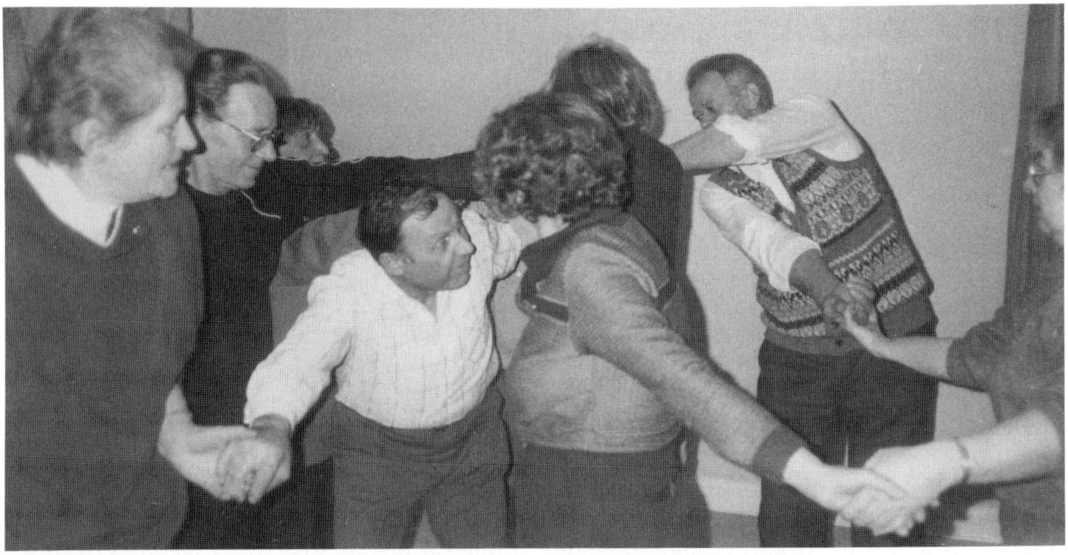

Abb. 31 Ambulante Atemtherapiegruppe in Fulda beim Spiel „Gordischer Knoten", Übungsarzt Dr. med. *R. Kropp*, leitende Krankengymnastin *B. Ernst*.

Gegenwärtig unterscheiden wir 2 Gruppenarten:

- Gruppen in zeitlich begrenzter Dauer von 10 bis 20 Gruppenbehandlungen, die über die Gebühren der freiberuflich tätigen Krankengymnasten abgerechnet werden.
- Gruppen in zeitlich unbegrenzter Dauer im Rahmen von Selbsthilfeorganisationen, Gesundheitsfördervereinen oder spezielle Gruppen im Rahmen des Behindertensportes. Die Kosten werden dann örtlich verschieden geregelt.

Schlußfolgerungen

Lange war der Stellenwert der krankengymnastischen Behandlungen bei den obstruktiven Lungenerkrankungen und den restriktiven Erkrankungen der Lunge und des Thorax - auch in Ärztekreisen - nicht gesichert, so daß die Patienten häufig den Wunsch nach Atemübungen äußerten. Mit dieser Broschüre können sich Ärzte daher auch über den Stellenwert - anhand der Therapieziele - orientieren. Damit sich aber auch Patienten über die Bedeutung der krankengymnastischen Behandlung und die erlernte Selbsthilfe informieren können, wurden die Passagen über die Physiologie und Pathophysiologie der Atmung möglichst einfach dargestellt.

Abschließend sei erwähnt, daß die krankengymnastische Behandlung neben der Anleitung zur Selbsthilfe über andere differenziertere Behandlungsmethoden verfügt, die in dieser Broschüre nicht geschildert sind. Auf einige Arbeitsweisen wurde auf Seite 28 verwiesen.

Die durch den Arzt erfolgende medikamentöse Behandlung und die durch den Krankengymnasten erfolgende und vermittelte Atemtherapie orientieren sich an Störungen der Funktion und am Verhalten des Kranken. Aus ihrem Zusammenwirken läßt sich ein modernes Konzept der Therapie chronisch obstruktiver Lungenkrankheiten und restriktiver Erkrankungen der Lunge und des Thorax entwickeln.

Beispiele für Rezeptierungen

Die Verordnung der krankengymnastischen Therapie läßt sich unterteilen in
a) krankengymnastische (Einzel-) Behandlung
b) krankengymnastische Behandlung in der Gruppe
in den Praxen freiberuflich tätiger Krankengymnasten bzw. in Akutkrankenhäusern mit Ambulanz;
c) Teilnahme an ambulanten Atemtherapiegruppen im Rahmen des Behindertensports.

Zu a) und b): Die Beispiele in Abbildung 32 und 33 sind typische Verordnungen für die Behandlung durch freiberuflich tätige Krankengymnasten mit den von den Versicherungsträgern vorgeschriebenen Formularen (Heilmittelverordnung). Die Zahl der Behandlungen soll 6 nicht unterschreiten, im allgemeinen werden 10 Behandlungen zur Verhaltensschulung benötigt.

AOK	LKK	BKK	IKK	Knappschaft

Name des Versicherten — Vorname — geb. am

Ehegatte/Kind/Sonst. Angeh. — Vorname — geb. am

Arbeitgeber [Dienststelle]/Mitgl.-Nr./Freiw./Rentner

Wohnung des Patienten

Befreiungsvermerk

Heilmittelverordnung
(genaue Bezeichnung des Heil- oder Hilfsmittels und ggf. des zu behandelnden Körperteils)

10 krankengymnastische Behandlungen

Im Abstand von etwa 3 Tagen (Bei Verordnung v. Bädern, Massagen u. dgl.)

wegen: chron. Bronchitis mit Reizhusten

Arbeitsunfall, Arbeitsunfallfolgen, Berufskrankheit ☐*
Sonstiger Unfall, sonstige Unfallfolgen ☐
Versorgungsleiden ☐
Zutreffendes bitte ankreuzen

Ausgestellt am

Kassenarztstempel — Unterschrift des Kassenarztes

Zur Beachtung für den Versicherten!
Diese Verordnung ist vor ihrer Ausführung der Krankenkasse vorzulegen. Deren Kostenverpflichtung wird hinfällig, wenn mit der Ausführung der Verordnung nicht innerhalb von 14 Tagen begonnen wird. Verordnungsscheine stellen keine Gutscheine über einen bestimmten Betrag dar.
Lieferung anderer Mittel oder Ausführung anderer Leistungen an Stelle des verordneten Heil- oder Hilfsmittels ist **nicht gestattet.** **Muster 10** (4. 1979)

Abb. 32 Beispiel 1: Verordnung krankengymnastischer Einzelbehandlung.

AOK	LKK	BKK	IKK	Knappschaft

Name des Versicherten — Vorname — geb. am

Ehegatte/Kind/Sonst. Angeh. — Vorname — geb. am

Arbeitgeber [Dienststelle]/Mitgl.-Nr./Freiw./Rentner

Wohnung des Patienten

Befreiungsvermerk

Heilmittelverordnung
(genaue Bezeichnung des Heil- oder Hilfsmittels und ggf. des zu behandelnden Körperteils)

10 krankengymnastische Behandlungen
in der Gruppe

Im Abstand von etwa 7 Tagen (Bei Verordnung v. Bädern, Massagen u. dgl.)

wegen: Asthma bronchiale zur Angstminderung

Arbeitsunfall, Arbeitsunfallfolgen, Berufskrankheit ☐*
Sonstiger Unfall, sonstige Unfallfolgen ☐
Versorgungsleiden ☐
* Zutreffendes bitte ankreuzen

Ausgestellt am

Kassenarztstempel — Unterschrift des Kassenarztes

Zur Beachtung für den Versicherten!
Diese Verordnung ist vor ihrer Ausführung der Krankenkasse vorzulegen. Deren Kostenverpflichtung wird hinfällig, wenn mit der Ausführung der Verordnung nicht innerhalb von 14 Tagen begonnen wird. Verordnungsscheine stellen keine Gutscheine über einen bestimmten Betrag dar.
Lieferung anderer Mittel oder Ausführung anderer Leistungen an Stelle des verordneten Heil- oder Hilfsmittels ist **nicht gestattet.** **Muster 10** (4. 1979)

Abb. 33 Beispiel 2: Verordnung krankengymnastischer Behandlung in der Gruppe.

AOK	LKK	BKK	IKK	VdAK	AEV	Knappschaft	Unfallversicherungsträger	Rentenversicherungsträger	M	F	R

Versichertengruppe laut Krankenschein kennzeichnen

Name des Versicherten / Vorname / geb. am	Unfallnr.: / Versicherungsnr.:
Ehegatte/Kind/sonst. Angeh. 1) / Vorname / geb. am	
Arbeitgeber (Dienststelle)/Mitgl.-Nr./Freiw./Rentner 2)	
Wohnung des Patienten	

VERORDNUNG DER TEILNAHME AM AMBULANTEN BEHINDERTENSPORT

A) Auszufüllen durch den Arzt der Reha-Einrichtung / des Krankenhauses / D- / (H) Arzt / Kassen- / Vertragsarzt

Diagnose Chronisch obstruktive Bronchitis mit Emphysem	
Begründung Als aktive Langzeittherapie mit Verhaltensanpassung an das verminderte Leistungsvermögen, Steigerung der Belastungstoleranz	
Empfohlene Sportart(en) 3) Wandern, gymnastische Übungen, Schwimmen	Anzahl der wöchentl. notwendigen Übungsveranstaltungen 4) 1 - 2
Zeitliche Dauer 4) 90 Minuten	Stationäre Reha-Maßnahme von bis

Stempel Datum Unterschrift des Arztes

B) Auszufüllen vom behandelnden Arzt, soweit erforderlich 5)

Behindertensport nach A) ist

☐ notwendig und zweckmäßig,

☐ nicht notwendig/nicht zweckmäßig, weil ______

☐ nicht durchführbar, weil ______

Bemerkungen: ______

Stempel Datum Unterschrift des Arztes

1) Nur bei Zuständigkeit einer Krankenkasse
2) Entfällt, wenn ein Rentenversicherungsträger zuständig ist
3) Die Verordnung soll eine Empfehlung für die Auswahl der für die Behinderung geeigneten Sportarten enthalten; dabei soll der Arzt die Möglichkeit berücksichtigen, die in der dem Wohn- oder Arbeitsort des Behinderten nächstgelegenen Behindertensportgemeinschaft bestehen (§ 8 Abs. 2 Nr. 4 Gesamtvereinbarung Behindertensport) – siehe Verzeichnis der anerkannten Behindertensportgruppen –
4) Die Verordnung erstreckt sich im allgemeinen auf bis zu 2, höchstens 3 Übungsveranstaltungen je Woche, sie gilt nur für den vom behandelnden Arzt für notwendig erachteten Zeitraum, längstens für 6 Monate, in Ausnahmefällen, z. B. bei Rückenmarkgeschädigten, längstens für 12 Monate (§ 8 Abs. 3 Gesamtvereinbarung Behindertensport). Die Notwendigkeit der Durchführung von 3 Übungsveranstaltungen je Woche ist bei Rehabilitanden der Unfallversicherung zu begründen.
5) Entfällt, wenn ein Unfallversicherungsträger zuständig ist.

Abb. 34 Beispiel 3: Verordnung zur Teilnahme an ambulanten Atemtherapiegruppen im Rahmen des Behindertensports.

Zu c): In Beispiel 3 (Abb. 34) ist eine Verordnung zur Teilnahme an ambulanten Atemtherapiegruppen im Rahmen des Behindertensports dargestellt. Die Verordnung gilt längstens 6 Monate und muß dann erneuert werden. Voraussetzung ist das Vorhandensein einer ambulanten Atemtherapiegruppe mit einem Übungsleiter (Krankengymnast) und einem Übungsarzt.

In den Rehabilitationseinrichtungen erfolgt die Verordnung wie die Durchführung der Behandlung in ähnlicher Weise nach hausinternen Regelungen.

Literatur

1. *Berger, D.:* Zur Effektivität des Pursed-Lips-breathing. Atemwegs-Lungenkr. 5 (1979), 12
2. *Brüne, L.:* Reflektorische Atemtherapie, 2. Aufl. Thieme. Stuttgart - New York 1984
3. *Ehrenberg, H.:* Aufgaben und pathophysiologische Grundlagen der krankengymnastischen Atemtherapie. Krankengymnastik 35 (1983), 382-389
4. *Ehrenberg, H.:* Krankengymnastische Behandlung bei Hyperreagibilität der Bronchien, Krankengymnastik 36 (1984), 223-226
5. *Goßner, E.:* Atemtherapiegruppen. Lunge und Atmung 1 (1983)
6. *Haase, H., H. Ehrenberg, M. Schweitzer:* Lösungstherapie. Pflaum, München 1985
7. *Hollmann, W., T. Hettinger:* Sportmedizin - Arbeits- und Trainingsgrundlagen, 2. Aufl. Schattauer, Stuttgart 1980
8. *Leuner, H.:* Selbstkontrolle vegetativer Funktionen durch Biofeedback-Methoden. Therapiewoche 27 (1977), 5512-5524
9. *Netter, F. H.:* Farbatlanten der Medizin. Ciba collection of medical illustrations. Thieme, Stuttgart - New York 1982
10. *Nolte, D.:* Asthma, 2. Aufl. Urban & Schwarzenberg, München - Wien 1984
11. *Siemon, G.:* Objektivierbarkeit atemtherapeutischer Wirkungen. Atemwegs-Lungenkr. 5 (1979), 7-11
12. *Siemon, G.:* Objektivierbarkeit der Wirksamkeit krankengymnastischer Atemtherapie auf die gestörte Atemmechanik des Erwachsenen. Krankengymnastik Aktuell. Pflaum, München 1980
13. *Siemon, G.:* Stellenwert der physikalischen Atemtherapie bei obstruktiven Atemwegserkrankungen. In: Fortbildung in Thoraxkrankheiten, Bd. 10. *Meyer-Sydow, J.* (Hrsg.). Hippokrates, Stuttgart 1981
14. *Siemon, G., H. Ehrenberg:* Atemtherapiegruppen - Aufbau und Organisation. Prax. Klin. Pneumologie 41 (1987), 576
15. *Ulmer, W. T., G. Reichel, D. Nolte:* Die Lungenfunktion. Thieme, Stuttgart 1976
16. *Vaitl, D.:* Entspannungstechniken. In: Handbuch der Psychologie. Klinische Psychologie. *Pongartz, I.,* (Hrsg). Hogrefe, Göttingen 1978